Josephine Schwarz-Gerö
Baby, warum isst du nicht?

Josephine Schwarz-Gerö

Baby, warum isst du nicht?

Essprobleme verstehen und lösen

Patmos Verlag

Für Martin, Jessica und Olivia

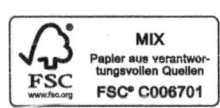

Für die Schwabenverlag AG ist Nachhaltigkeit ein wichtiger Maßstab ihres Handelns.
Wir achten daher auf den Einsatz umweltschonender Ressourcen und Materialien.

Bibliografische Information der Deutschen Nationalbibliothek
Die Deutsche Nationalbibliothek verzeichnet diese Publikation in der Deutschen
Nationalbibliografie; detaillierte bibliografische Daten sind im Internet über
http://dnb.d-nb.de abrufbar.

2. Auflage 2014
Alle Rechte vorbehalten
© 2012 Patmos Verlag der Schwabenverlag AG, Ostfildern
www.patmos.de

Umschlaggestaltung oder Umschlagabbildung: Finken und Bumiller, Stuttgart
Druck: CPI – Ebner & Spiegel, Ulm
Hergestellt in Deutschland
ISBN 978-3-8436-0033-0

Inhalt

Vorwort 7

Ein Problem wie ein Puzzle 11
   Einführung 11
   Was ist ein Fütterungsproblem? 14
   Was sagt der Kinderarzt? 16
   Was ist ein Gedeihproblem? 17
   Ist mein Kind krank? 20
   Wenn das Problem größer wird – die Fütterungsstörung 25
   Wie entsteht ein Fütterungsproblem? 28
   Auf dem Weg zur Lösung 40

Erster Puzzlestein: Gesundes Essverhalten 43
   Wie viel muss ein Baby essen? 45
   »Mein Baby hat keinen Hunger« 47
   Die Vier-Schritte-Mahlzeit 49

Zweiter Puzzlestein: Die Entwicklung des Babys 63
   »Meinen Körper kennenlernen« – 0 bis 8 Wochen 64
   »Leiste mir Gesellschaft!« – 2 bis 5 Monate 76
   »Ich will es begreifen« – 5 bis 8 Monate . 84
   »Ich will mich bewegen und selbst entscheiden« –
   8 bis 18 Monate 101
   »Mein Körper gehört mir« – 18 bis 36 Monate 107
   Frühkindliche Magersucht 132
   Zum Essen braucht man Hände 136
   Das kranke Baby 138

Dritter Puzzlestein: Die Symbolik des Essens . 149
   Ängste verstehen 151

Vierter Puzzlestein: Die Kraft der Eltern 157
   Die Bärin in der Höhle 159
   Die Stunde des Vaters 168

Das Puzzle zusammensetzen 179

Hilfreiche Adressen 181
   Beratungs- und Therapieangebote für Säuglinge und
   Kleinkinder 181

Literatur 191

Vorwort

»Gibt es eigentlich ein Buch über Essprobleme bei Babys und Kleinkindern, das Sie uns empfehlen können?« Jahrelang musste ich verneinen, wenn auf unserer säuglingspsychosomatischen Station betroffene Eltern diese Frage stellten. In den letzten Jahren ging ich schließlich dazu über, dem »Nein« noch ein lächelndes »Ich glaube, das muss ich erst schreiben« anzufügen.

Inzwischen liegt das Buch vor und Sie halten es in Händen. Es basiert auf den praktischen Erfahrungen von bald zwanzig Jahren Arbeit und enthält zusammengefasst die hilfreichsten Tipps und Empfehlungen daraus. In Gesprächen mit inzwischen einigen tausend Familien mit Babys und Kleinkindern kristallisierten sich im Laufe der Jahre typische wiederkehrende Fragestellungen und familiäre Konstellationen heraus. Nicht nur die Fragen »Was ist das überhaupt – ein Fütterungsproblem?«, »woher kommt das?« und »was kann man jetzt tun?« liegen den Eltern am Herzen. Ebenso wichtig ist ihr Wunsch, ihr Baby wirklich zu verstehen.

Einen wichtigen Teil nimmt deshalb das »Dolmetschen« des Babys mit all seinen Signalen und entwicklungsabhängigen Bedürfnissen ein. Auf unserer Station führen wir diese Dolmetsch-Gespräche mit Hilfe von Videoaufnahmen, die wir von den gemeinsam erlebten Ess- und Alltagssituationen der Familie aufgezeichnet haben. Im Nachhinein können Eltern diese Situationen von einem ganz anderen Blickwinkel aus betrachten, besprechen und verstehen. Statt der Videoaufnahmen sind in diesem Buch Fallbeispiele beschrieben. Sie stammen aus der Praxis und sind wahre Geschichten. Um die Identitäten dieser Familien zu wahren, wurden aber Namen und genauere Umstände verändert.

Dieses Buch ist primär als Ratgeber für Eltern gedacht. Es ist aber so geschrieben, dass es auch allen, die beruflich mit Babys und Kleinkindern zu tun haben, nützlich sein kann. Manche der darin enthaltenen Fallgeschichten können sogar für jedermann bereichernd sein. Man erfährt darin, welche Probleme ganz kleine Menschen haben können und wie sie sie lösen wollen.

Bis in die 50er Jahre hinein nahm die Wissenschaft an, dass Babys hauptsächlich nur ein wichtiges Bedürfnis haben – nämlich mit Nahrung versorgt zu werden. Dann machte der Verhaltensforscher Harry F. Harlow einen bahnbrechenden Versuch mit Menschenaffen. In diesem Experiment wurde Affenbabys Nahrung und Kuschelmöglichkeit getrennt angeboten: Auf der einen Seite ihres Raumes war ein Drahtkorb mit Milchnahrung. Auf der anderen Seite ein kuscheliges Fell, dort gab es allerdings keine Möglichkeit der Nahrungsaufnahme.

Wie, glauben Sie, haben sich die Menschenaffenbabys verhalten? Den ganzen Tag hielten sie sich bei der Kuschelecke auf! Nur bei Hunger turnten sie ganz schnell hinüber zum Drahtgestell. Hier tranken sie schnell etwas – und husch wieder retour zum Kuschelfell.

Natürlich sind Menschenbabys keine Affenbabys. Aber wenn man bedenkt, dass wir bis zu 98 Prozent den gleichen genetischen Code besitzen, so sind Vergleiche und Rückschlüsse auf menschliches Verhalten durchaus zulässig. Und das Ergebnis: Liebe ist (fast) wichtiger als Nahrung. Wie gut ist es doch, beides zu verbinden.

Als wir 1992 die Säuglingspsychosomatik im Wiener Wilhelminenspital gründeten, war dies ein weitsichtig geplanter Schritt unseres damaligen Klinikvorstandes Hans Zimprich. Zuvor hatte er in Wien schon eine Station für Psychosomatik im Kindesalter und eine ebensolche für Jugendliche aufgebaut. Als dritte Säule sollte jetzt eine Station für Säuglinge und Kleinkinder entstehen. Ziel war es, die neuen Erkenntnisse der Säuglingsforschung in die klinisch-medizinische Vorgangsweise zu integrieren. Es sollte eine Art real umgesetzte und praktisch angewandte Form der Säuglingsforschung werden. Er schickte uns, seine Mitarbeiter, zu Marguerite Dunitz-Scheer, die das Thema der Interaktionsstörungen, die sich auch durch Essprobleme bei Babys äußern können, erst kurz zuvor an die Grazer Universitätsklinik und damit nach Österreich gebracht hatte. Sie hielt zu dieser Zeit Kurse darüber ab und stattete uns damals mit dem notwendigen wissenschaftlichen Rüstzeug und auch mit der notwendigen Begeisterung aus. Gemeinsam mit Sabine Fiala-Preinsperger starteten wir das neue Projekt. Sie ist heute Psychoanalytikerin in freier Praxis. Auch unsere Psychologin Christine Sonn-Rankl war von Anfang an dabei. Sie schrieb später zwei Bücher über Schlaf- und Schreiprobleme. Mit dem Wechsel unseres Klinikvorstandes übernahm Andreas Lischka die Abteilung. Ihm ist es zu verdanken, dass auch das Thema der Postpartalen Depression und die Zusammenarbeit mit unserer Konsiliar-Psychiaterin Claudia Reiner-Lawugger beginnen konnte. Sie leitet das Department für perinatale Psychiatrie im angrenzenden Otto-Wagner-Spital. In enger Zusammenarbeit mit der Kinderklinik Glanzing und deren Neonatologie, die mit unserer pädiatrischen Psychosomatik zusammengelegt wurde, ergab sich zuletzt noch zusätzlich zum Gebiet der Fütterungsprobleme bei gesunden Kindern das berührende Thema der Essprobleme bei organisch kranken Kindern.

Ein besonderer Dank gilt den Kinderkrankenschwestern unserer Station, ohne deren Einsatz unsere Arbeit nie hätte funktionieren können: Es sind dies Herta Krenn, Erna Brunmüller, Nadja Demus, Michaela Gratsch, Agnes Gödel, Ingrid Hmizakova, Maria Malina-Schobesberger, Brigitte Reindl, Klara Schiefer. Von Anbeginn dabei, aber inzwischen in Pension, waren Roswitha Binder, Ferry Samimi und Christine Spiegel.

Ein Problem wie ein Puzzle

Einführung

»Also – ich weiß nicht, wie ich es ausdrücken soll – aber ich glaube, *wir* haben ein Essproblem«, sagt Frau F. und setzt ihren achtmonatigen Niclas auf den Untersuchungstisch. Seit sechs Wochen drehe er sich bei jeder Mahlzeit weg und öffne den Mund nicht mehr. Ohne ihn mit Spielzeug abzulenken, erzählt seine Mutter, gehe »kaum mehr ein Bissen«. Es sei direkt ein Kampf mit ihm bei Tisch. Dass das Füttern ihres Babys zu einem Problem werden kann, ist nicht nur für Frau F., sondern für die meisten betroffenen Eltern eine erstaunliche Entdeckung. Mit so etwas hat niemand gerechnet. Was soll das überhaupt sein, ein »Essproblem bei einem Baby«? So wie Niclas' Mutter wissen Eltern oft nicht einmal, wie sie ihr Problem in Worte fassen sollen.

Auch die Mutter des dreizehn Monate alten Sammy spricht das Gemeinsame an einem Essproblem an. Sie drückt es allerdings anders aus. »Er will *mir* nicht essen!« Da schwingt schon etwas anderes mit. Im nächsten Satz sagt sie auch, was das ist: »Es macht mich rasend, wenn er nichts isst!« Es ist Zorn. Hier stellt sich nicht mehr die Frage, ob es eventuell ein Problem gibt. Hier gibt es ganz sicher bereits ein Problem! Frau S. glaubt auch zu wissen, wer das Problem verursacht. Es ist Sammy. Dass er *ihr*, wie sie es ausdrückt, nichts isst, kränkt und verletzt sie. Sein guter Appetit wäre ein Geschenk für sie. Aber Sammy macht ihr dieses Geschenk nicht. Macht er das absichtlich oder ist er krank? Frau S. ist unsicher, ob sie mehr wütend oder mehr besorgt sein soll.

Typisch für Fütterungsprobleme ist, dass sie Eltern in einen Zustand widersprüchlicher Gefühle versetzen können. Angst um die Gesundheit des Kindes und Gefühle der Kränkung und des Zornes sind fast immer dabei. Auch Selbstzweifel und das Gefühl, versagt zu haben, können im Vordergrund stehen.

»Ich bekomme nichts mehr in sie hinein!«, »Ich schaffe es nicht mehr, sie zu füttern!« Bei Laras Mutter drückt sich bereits Erschöpfung und Resignation aus. Besonders bei schon länger bestehenden Essproblemen kommt die zusätzliche Angst, dass einem die Kräfte ausgehen, und Angst vor der Zukunft hinzu. Wenn Babys nicht essen, so ist das für Eltern eine außerordentliche Belastung.

Was soll das überhaupt sein – ein Essproblem? Kann man sich so etwas zuziehen wie einen Schnupfen? Und wer hat das Problem eigentlich? Das Baby oder die Eltern? Meist erleben es die Eltern so, dass sie ein Problem *haben* und dass das Kind es ihnen *macht*. Aber schon im nächsten Schritt stellt sich ihnen die Frage: Vielleicht *macht* ihr Baby ihnen ein Problem, weil es selbst eines *hat*?

Die Essschwierigkeiten, die Kinder in den ersten zwei bis drei Lebensjahren entwickeln können, sind so vielfältig wie die Veränderungen der Kost und Esstechniken, die diese Entwicklungsphasen begleiten. Nie wieder im Leben wird es beim Thema Essen in so kurzer Zeit so viele Veränderungen geben. Vom Saugen zuerst flüssiger Nahrung führt der Weg über Breiiges bis hin zu fester Kost. Von Messer und Gabel ist da noch gar nicht die Rede! Auch die Fütterungsposition ändert sich laufend. Zunächst wird auf dem Arm gefüttert, dann sitzt das Baby im Hochsessel, bis es schließlich mit am Familientisch Platz nimmt.

Meist scheint es das Baby zu sein, das nicht mitspielen will. Es protestiert. Es ist desinteressiert. Es isst nicht. Es zeigt körperliche Reaktionen wie Würgen und Erbrechen. Das Baby ist die einzige Person, die Schwierigkeiten zu machen scheint. Ob es nicht essen *kann* oder nicht essen *will*, ist nicht immer ganz klar. Manchmal ist es auch beides.

Niclas ist jetzt schon acht Monate alt und lässt sich nicht mehr mit dem Löffel füttern. Die drei Monate alte Lara konnte nicht gestillt werden und macht jetzt Probleme, wenn sie aus der Flasche trinken soll. Sammy protestiert am Familientisch. Unerwartete Schwierigkeiten kann es nicht nur an der Brust, mit der Flasche oder dem Löffel geben. Sie können auch bei bestimmten Speisen oder bei Speisen mit gewisser Konsistenz auftreten. Der zweieinhalbjährige Gustav würgt bei fester Nahrung und kann nur Flüssiges zu sich nehmen. Gleichzeitig zeigt er auch körperliche Symp-

tome. Sein Fütterungsproblem geht mit Erbrechen einher. Gelegentlich hat er auch Durchfälle.
Fütterungsprobleme sind gar nicht so selten. Bis zu vierzig Prozent aller gesunden Babys und Kleinkinder können zu irgendeinem Zeitpunkt Probleme beim Essen entwickeln. Bei einem Großteil der Kinder verschwindet das mysteriöse Symptom nach einiger Zeit auf genauso rätselhafte Weise, wie es entstanden ist. Bei zehn Prozent dieser körperlich gesunden Kinder können die Essprobleme aber auch schwerwiegend werden. Dauern diese längere Zeit an, können sie zu einer ganzen Kaskade von Folgewirkungen führen. Bei ehemaligen Frühchen und bei Kindern mit Grundleiden sind die Zahlen am eindrücklichsten. Hier liegt der Anteil der Betroffenen sogar zwischen fünfzig und achtzig Prozent.

Viele dieser betroffenen Kinder verdanken ihr Leben der heutigen Medizin und ihren bemerkenswerten Fortschritten. Immer kleinere und jüngere Frühgeborene können medizinisch versorgt und gerettet werden. Angeborene Herzfehler werden operiert und korrigiert. Die Kinderchirurgie kann schwierige Operationen sogar schon während der Schwangerschaft durchführen. Künstliche Befruchtung und Hormonbehandlungen führen zu einer größeren Zahl von Mehrlingen. Diese kommen dann wiederum zu zart oder zu früh zur Welt. So begrüßenswert die Fortschritte der modernen Medizin sind, sie können auch Nebenwirkungen haben. Sie verändern die Startbedingungen von Eltern und Kind.

Es mag an der Komplexität des Themas liegen, dass es bis jetzt so wenige Ratgeber über Fütterungsprobleme gibt. Diese Probleme können in jedem Alter entstehen, unterschiedliche Schweregrade erreichen und die verschiedensten Ursachen haben. Ein wenig ähneln sie einem dreidimensionalen Puzzle, jenen mehrfarbigen Würfeln, die man von jeder Seite betrachten und von jeder Seite her verändern und verdrehen kann. Jeder Puzzle-Stein hat auch eine Rückseite und Seitenflächen. Verändert man die eine Fläche, so verändert sich auch eine andere. Hat das Baby ein Problem, so haben es bald auch seine Eltern. Haben die Eltern ein Problem, so hat es in Kürze auch das Baby. Körperliche Erkrankungen wirken sich auf den Appetit aus, aber ebenso führt mangelnder Appetit zu körperlichen Erkrankungen. Das Wesen von Fütterungsproblemen ist, dass sie scheinbar im Kreis führen. Durch simples Darüber-Nachdenken findet man weder eine Erklärung noch eine Lösung.

Um die Verwirrung zu steigern, neigt das dreidimensionale Puzzle auch noch dazu – laufend zu wachsen. Bestehen Fütterungsprobleme nämlich längere Zeit, so führen sie zu weiteren Reaktionen und Folgen. Sie entwickeln aus sich selbst heraus eine Eigendynamik. Diese muss mit der ursprünglichen Ursache gar nichts mehr zu tun haben. Ein Puzzle-Stein beeinflusst den anderen.

Die gute Nachricht aber ist: Wenn sich Fütterungsprobleme auf diese Weise entwickeln, so kann man sie auch auf ähnliche Weise lösen. Das heißt Schritt für Schritt und durch scheinbare Kleinigkeiten. Setzt man bei den richtigen Puzzlesteinen an, kann man das Problem, fast ebenso wie es entstanden ist, auch wieder zum Verschwinden bringen. Eltern sind dabei nicht auf sich allein gestellt. Sie haben einen kompetenten Spezialisten zur Seite. Es ist das Baby selbst. Es kann ihnen wichtige Signale und Hinweise geben, man muss diese nur ernst nehmen und zu nutzen wissen. Und schließlich gibt es Kinderärzte oder die Station der Säuglingspsychosomatik, die Eltern beim Tragen der Verantwortung entlasten, beraten und unterstützen können.

Was ist ein Fütterungsproblem?

Das Prinzip des Fütterns besteht darin, dass immer mindestens zwei beteiligt sind. Es gibt den, der füttert, und den, der gefüttert wird. So wie bei jedem anderen gemeinsamen Projekt hat auch hier jeder der beiden Beteiligten Einfluss auf das Ergebnis. Dabei kann sich dieser Einfluss sowohl direkt als auch indirekt auswirken. Denn manchmal reicht es schon, wenn einer den anderen nur beeinflusst. Es ist dann die Reaktion des anderen, die so auf das Ergebnis einwirkt. Und jede Reaktion kann wiederum zu einer weiteren Reaktion des jeweils anderen führen. Je länger das gegenseitige Beeinflussen und Reagieren andauert, umso weniger weiß man schließlich, wer eigentlich wann, wie und warum mit welchem Verhalten ursprünglich angefangen hat.

Im Falle von etwas so Wichtigem wie der Ernährung gibt es aber noch einen Dritten mit an Bord: Das sind die Fachleute und Kinderärzte mit ihren klaren Empfehlungen. Auch sie nehmen Einfluss und formen die Erwartungen der Eltern, die diese an sich selbst und an ihr Kind haben.

In Kürze zusammengefasst sehen diese Erwartungen folgendermaßen aus: Das Baby ist gesund und das Stillen »klappt«. Mit sechs Monaten erfolgt problemlos der Umstieg auf Löffelfütterung. Das Abstillen ist kein Problem, denn das Kind trinkt ausreichend aus der Flasche. Das Baby genießt die Beikost mit Obst, Gemüse und Fleisch. Bereitwillig lässt es sich die zunehmend bröckelige Kost verabreichen. Auch abbeißen, kauen und am Familientisch mitessen ergibt sich von selbst. Das Thema Mahlzeiten und Essen nimmt keinen besonderen Raum ein. Gewicht und Entwicklung passen.

Für manche Eltern ist diese Beschreibung jedoch ein leider unerreichbares Paradies. Einer, mehrere oder gar alle Schritte bereiten Probleme. Bei jeder Phase kann es Hürden geben. Wenn es besonders unglücklich läuft, können manche Hürden die direkte Ursache der nächsten Schwierigkeiten werden und diese schließlich zu einer ganzen Kaskade von weiteren Problemen führen.

Was, wenn das Baby krank ist? Oder zu früh geboren? Wenn das Stillen nicht klappt so wie geplant? Wenn die Flasche abgelehnt wird? Was, wenn man abstillen will, das Kind aber nichts anderes zu sich nehmen will als Muttermilch? Was, wenn es jegliche Milch ablehnt? Wenn es Beikost verweigert? Wenn es feste Nahrung erbricht oder nicht einmal probiert?

Die Beispiele in der Einleitung haben schon gezeigt, dass diese Probleme äußerst belastend werden können. Eltern wollen für ihr Baby nur das Allerbeste, sie kennen ja die Empfehlungen der Fachleute. Aber all das Gute, das sie zu geben hätten, kann oder will das Baby nicht annehmen. Das ist auch nicht nur irgendein diffuser Eindruck. Oft kann man das Problem sogar in Zahlen angeben: Vor kurzem waren es noch hundertfünfzig Milliliter Milch, jetzt – wenn es gut geht – nur noch sechzig. Früher war es ein ganzes Gläschen. Jetzt sind es nicht einmal drei Löffel davon.

Man kann die Mahlzeiten sehr gut miteinander vergleichen und seine Schlüsse daraus ziehen. Der Erste, der Schwierigkeiten bei der

Fütterung wahrnimmt, ist deshalb nicht der Kinderarzt. Es sind die Eltern, die ein Fütterungsproblem zuerst feststellen. Denn sie sind es, die täglich erleben, mit wie viel Aufwand eine in ihren Augen halbwegs angemessene Mahlzeit für ihr Baby einhergeht. Ein Fütterungsproblem ist dann entstanden, wenn Eltern die Fütterung ihres Babys oder Kleinkindes subjektiv als problematisch erleben. Wichtig ist also das subjektive Gefühl der Eltern. Was Eltern für sich alleine hingegen schwerer abschätzen können, ist die Frage: Wie groß ist dieses Problem?

Was sagt der Kinderarzt?

Beginnen Eltern Schwierigkeiten bei der Fütterung ihres Babys wahrzunehmen, so sollte der erste Weg zum Kinderarzt führen. Prinzipiell kann ein Essproblem eines Babys als ein Symptom, als ein Anzeichen verstanden werden. Irgendetwas stimmt nicht. In dieser Hinsicht ist es ein wenig wie Fieber zu sehen. Auch Fieber an sich ist keine Krankheit. Fieber zeigt nur an, dass »etwas nicht in Ordnung ist«. Wird Fieber allerdings zu hoch, wird es selbst zur Gefahr. So ist es auch bei den Essproblemen des Babys. Das Symptom mag anzeigen, dass etwas nicht stimmt, aber ab einer bestimmten Intensität wird das Symptom selbst auch zum Problem: Aus einem Fütterungsproblem kann dann eine Fütterungs*störung* werden.

Über einen längeren Zeitraum zu wenig zu essen – aus welchem Grund auch immer – führt bei Babys zur Beeinträchtigung der Gesundheit. Es kann zu einer Gedeihstörung, zu Fehlernährung und sogar zu Gewichtsverlust kommen. Letztendlich kann eine Verzögerung der gesamten kindlichen Entwicklung die Folge sein. Kinderärzte und Eltern wissen das. Das Abwiegen und Vermessen des Kindes ist deshalb ein wichtiger Teil der kinderärztlichen Untersuchung.

Wird der Kinderarzt über Fütterungsprobleme informiert, so stellen sich ihm vor allem zwei Fragen. Erstens: Gibt es eine organische Ursache für den mangelnden Appetit? Das heißt, gibt es eine Erkrankung, die er feststellen kann? Zweitens: Ist der mangelnde Appetit bedrohlich und zeigt er schon körperliche Auswirkungen? Dann hätte das Kind ein Gedeihproblem.

Was ist ein Gedeihproblem?

Unter einem Gedeihproblem versteht der Kinderarzt, dass ein Kind nicht so gut zunimmt, wie es sollte. Dafür stehen dem Arzt verschiedene Tabellen und Berechnungen zur Verfügung. Die benutzten Standardwerte beziehen sich auf die jeweilige Bevölkerung, denn natürlich gelten für die eher kleineren Babys der Südeuropäer andere Werte als zum Beispiel für die eher großwüchsigen Babys der Nordeuropäer. Die von der Weltgesundheitsorganisation WHO herausgegebenen Wachstumskurven berücksichtigen diese Unterschiede bereits. Aus den Linien kann man mehreres herauslesen. Zunächst einmal: Ist das Gewicht prinzipiell im Normbereich? Passen auch Körperlänge und Kopfumfang dazu?

Der Normbereich ist relativ weit gesteckt. Es gibt gesunde zarte Kinder und es gibt gesunde kräftige Kinder. Diese normalen Unterschiede können sogar bis zu einige Kilogramm betragen. Um festzustellen, ob ein Kind gut gedeiht, gibt es deshalb noch Zusätzliches, was der Kinderarzt beachtet. Seine nächste wichtige Frage lautet: Nimmt das Kind auch über einen gewissen Zeitraum so zu, wie es sollte? Trägt man die Ergebnisse wiederholter Gewichtsmessungen in die Wachstumskurven ein, so ergeben sich dadurch typische parallele Linienverläufe. Ein zartes Kind wächst entlang der Linie der zarten Kinder und ein kräftiges wächst entlang der Linie der kräftigen. Ein gesundes Kind bleibt also normalerweise auf seiner persönlichen Linie. Nur einmaliges Abwiegen reicht dem Kinderarzt deshalb nicht aus. Ein Punkt ergibt ja noch keine Linie. Erst durch wiederholtes Wiegen kann er feststellen, ob ein Kind auch auf seiner persönlichen Gewichtslinie bleibt und nicht etwa auf eine andere wechselt. Ein Absacken von der Linie der Kräftigen auf jene der Zarten wäre nämlich ebenfalls ein Hinweis auf ein mögliches Gedeihproblem.

Für Eltern ist es nicht wichtig, sich mit diesen Kurven näher auseinanderzusetzen. Trotzdem sollten sie wissen, dass der Kinderarzt vor allem den individuellen Gewichtsverlauf ihres Kindes daraus abliest. Das Vergleichen des absoluten Gewichtes ihres Babys mit dem von Gleichaltrigen nützt Eltern deshalb wenig. Entscheidend ist nämlich das Geburtsgewicht. Es gilt: Ein Apfelbäumchen wird kein Nussbaum werden!

Trotzdem gibt es auch hier eine Ausnahme, und diese gilt für die ersten Lebensmonate. In dieser Zeit ist die Regel etwas eingeschränkt. Denn auch das Geburtsgewicht ist keine fixe genetische Größe. In besonderen Fällen kann es beeinflusst werden durch Erkrankungen der Mutter während der Schwangerschaft oder deren damalige besondere Essgewohnheiten. Auch Frühgeburt oder Plazentafunktion können eine Rolle spielen. Das Geburtsgewicht eines Kindes kann durch solche besonderen Umstände dann zwar im Normalbereich liegen, aber trotzdem höher oder niedriger ausfallen, als es für dieses individuelle Baby von der Natur ursprünglich vorgesehen war. Ähnlich dem »Wohlfühlgewicht« des Erwachsenen – das sich von selbst immer wieder einstellt – neigen diese Babys dazu, ihr »naturgegebenes« Gewicht durch ihren Appetit wieder zu erreichen. Für einige Zeit nehmen sie dann eine Spur mehr oder auch eine Spur weniger zu, als ihrem Geburtsgewicht entsprechen würde. In der Sprache der Kinderärzte »suchen« sich diese Babys dann erst ihre »persönliche« Linie. Das ist also kein Grund zur Besorgnis. Zur Sicherheit wird Ihr Kinderarzt das Gewicht Ihres Kindes dann eine Zeit lang etwas öfter kontrollieren. Gut möglich, dass sich sein Gewicht nach kurzer Zeit auf einer anderen Linie einpendelt. Gradmesser ist hier die Zufriedenheit des Babys. Denn so manches Schreibaby – mit Gewicht im weitgesteckten Normalbereich – ist (trotzdem) eigentlich hungrig und will zunehmen, also seine »persönliche« Linie etwas nach oben korrigieren. Und so manches Baby mit scheinbaren Fütterungsproblemen, aber einem Gewicht im Normalbereich will seine »persönliche« Gewichtslinie ein wenig nach unten korrigieren.

Grundsätzlich nehmen alle Babys in den ersten Monaten besonders rasch zu. Dieser starken Gewichtszunahme entspricht der anfänglich steile Teil der Wachstumskurve. Danach flacht die Kurve alle paar Monate immer mehr ab. Gesunde Babys nehmen dann einfach nicht mehr so rasant zu wie zu Beginn. Manche Eltern können da besorgt reagieren. »In den ersten Monaten hat er noch so gut zugenommen, in der letzten Zeit nimmt er immer weniger zu!« Eltern, die weiterhin die gleichen Gewichtszunahmen ihres Babys erwarten, sind hier aber ganz unnötigerweise beunruhigt. Der nächste große Wachstumsschub wird erst wieder in der Pubertät einsetzen.

Weicht der Gewichtsverlauf eines älteren Babys für länger als zwei Monate vom Üblichen ab, wird der Kinderarzt nachfragen und eventuell weitere Untersuchungen anordnen. Dies wäre nämlich ein Hinweis auf eine Gedeihstörung, die vom Kinderarzt abgeklärt werden muss. Gedeihstörungen können auch ganz unabhängig von einem Fütterungsproblem auftreten. Manche sind sogar zunächst von einem gesteigerten Appetit begleitet. Das Kind merkt seinen Mangel und Bedarf und versucht ihn durch vermehrtes Essen auszugleichen.

Zusammenfassend kann man Folgendes sagen: Ein Gedeihproblem besteht, wenn ein Kind nicht so gut zunimmt, wie es sollte. Eine Gedeihstörung besteht, wenn ein Gedeihproblem seit mehr als zwei Monaten anhält

Manchmal sind sich Eltern und Kinderärzte aber gar nicht so einig. »Mein Kind will nicht essen«, sagt die Mutter. »Nein, es ist alles in Ordnung«, sagt der Kinderarzt nach der Untersuchung. Die beiden sprechen von verschiedenen Dingen. Die Mutter meint das Essverhalten, der Kinderarzt meint das Gewicht.

In der Frühphase eines Fütterungsproblems muss das eine mit dem anderen noch nicht zwangsläufig etwas zu tun haben. Für viele Eltern wirkt dieses »Es ist alles in Ordnung« so, wie es der Arzt meint, nämlich beruhigend. Das Essproblem scheint also nicht so schlimm zu sein. Die Beruhigung durch den Arzt lässt diese Eltern entspannter mit der Essverweigerung ihres Kindes umgehen und eine entspannte Esssituation kann so manchem Kind durchaus helfen, selbstständig aus dem Essproblem wieder herauszufinden.

Es gibt aber auch Eltern, die das ärztliche »Es ist alles in Ordnung« zur Verzweiflung bringt. »Ich kann es nicht mehr hören! Es ist alles in Ordnung, es ist alles in Ordnung. Nichts ist in Ordnung! Das kann doch nicht normal sein!«, brach es einmal aus einer Mutter heraus. Nach mehrwöchigem Aufenthalt auf unserer säuglingspsychosomatischen Station musste ich ihr absolut Recht geben. Ihr Sohn Gustav war zwar wohlgenährt und hatte kein Gedeihproblem. Aber wenn man als Zweijähriger jegliche Beikost – ob breiig oder fest – verweigert und ausschließlich Milch aus der Flasche trinkt, so ist das ein selektives Essverhalten. Auch das ist eine Essstörung.

Es gibt noch eine andere Variante der Uneinigkeit zwischen Eltern und Kinderarzt. Es kann vorkommen, dass der Kinderarzt das Gewicht des Kindes nicht in Ordnung findet, den Eltern aber bisher nichts Besonderes aufgefallen ist. Auch in solchen Fällen gehört das Kind genauestens sowohl organisch als auch auf Fütterungsstörungen hin untersucht.

Ist mein Kind krank?

Die häufigste Frage, die sich Eltern bei Essproblemen ihres Kindes stellen, ist die nach einer Krankheit, nach einer vom Kinderarzt noch nicht diagnostizierten Grunderkrankung. Grundsätzlich – und darüber haben sich Eltern in Zeiten des Internets meist schon informiert, bevor sie den Arzt aufsuchen – gibt es durchaus eine Reihe von organischen Erkrankungen, die von Essproblemen begleitet werden können. Trotzdem ist es fast nie das Fütterungsproblem, das zur Diagnose solcher Krankheiten führt. Meist sind diese Erkrankungen schon lange vor dem Essproblem bekannt. Auf Stoffwechselstörungen werden Babys zum Beispiel routinemäßig gleich nach der Geburt untersucht. Durch diese Blutuntersuchung beim Neugeborenen lassen sich Auffälligkeiten rechtzeitig finden. Der Verdacht auf Immunstörungen wiederum entsteht, wenn das Baby häufig unter schweren Infekten leidet. Meist kommt es dabei zu vermehrten und frühzeitigen Krankenhausaufenthalten und weiterer Abklärung. Herzerkrankungen, die so schwerwiegend sind, dass das Baby zu schwach zum Saugen ist, fallen dem Kinderarzt schon bei der klinischen Untersuchung auf. Hier sind es die Hautfarbe des Babys und sein Herzgeräusch, die zur Diagnose führen – und nicht das Essproblem. Auch neurologische Erkrankungen diagnostiziert der Kinderarzt aufgrund spezieller Reflexe und

Bewegungsmuster und nicht, weil das Kind keinen Appetit hat. Eine neurologische Krankheit, bei der ein Kind keinen Hunger spürt, sonst aber kerngesund ist, gibt es nicht.

Bei Magen-Darm-Erkrankungen wiederum, bei denen zugeführte Nahrung nicht aufgenommen, nicht verwertet oder unverdaut ausgeschieden wird, gibt es anfangs sogar einen gesteigerten Appetit. Das Kind versucht den Mangel nämlich auszugleichen. Erst in fortgeschrittenen Fällen und in Kombination mit einer Gedeihstörung wird das Kind schließlich zu schwach zum Trinken. Auch Nahrungsmittelallergien und Unverträglichkeiten gegenüber bestimmten Stoffen äußern sich selten durch Appetitlosigkeit. Eher zeigen die Kinder Durchfälle, Hautprobleme, Schlafprobleme und exzessives Schreiverhalten. Unzufriedenheit während und nach der Mahlzeit, manchmal in Kombination mit Erbrechen und Husten, kann es auch beim gastroösophagealen Reflux geben. Dabei kommt es zum vermehrten Rückfluss des Speisebreies in die Speiseröhre. Eine aufrechte Haltung während der Mahlzeit, eventuell kombiniert mit Anti-Reflux-Nahrung, kann hier in den meisten Fällen für schnelle Abhilfe sorgen.

Die große Gruppe von Erkrankungen, die in direktem Zusammenhang mit vermindertem Appetit stehen, ist jene der Infekte. Jeder Erwachsene kennt das. Wenn man einen Infekt hat – eine harmlose Grippe, Durchfall oder Schnupfen –, dann hat man zu dieser Zeit meist weniger Appetit. Bei manchen kommt die Appetitlosigkeit sogar noch vor der eigentlichen Erkrankung. Wir essen dann deutlich weniger als sonst – weil wir einfach keine Lust darauf verspüren. So geht es auch Leo und Greta.

Seit zehn Tagen kränkelt der kleine sechsmonatige Leo. Der Kinderarzt hat eine Mittelohrentzündung festgestellt und Medikamente verordnet. Das Fieber ist auch zurückgegangen, aber die Eltern sind trotzdem beunruhigt. Leo ist nicht so fröhlich wie sonst. Er hat auch deutlich weniger Appetit. Ein wenig hat er sogar an Gewicht verloren.

Auch die viermonatige Greta trinkt seit einer Woche weniger und lustloser. Begonnen hat diese Veränderung nach ihrer Impfung beim Kinderarzt. Danach hat sie einige Tage viel geschrien.

Hinter Leos und Gretas Appetitlosigkeit steckt System. Es ist sogar ein sehr wichtiges und gesundes – nämlich das Immunsystem. Das Immunsystem beschützt uns vor Krankheitserregern. Das sind Fremdstoffe, die von außen unseren Körper bedrohen. Nahrung bedroht zwar nicht unseren Körper, trotzdem ist sie etwas Körperfremdes, etwas, das von außen in uns hineinkommt. Für das Immunsystem ist Nahrung ein Art Fremdkörper mit potentiellen Gefahren (und so mancher Gasthausbesuch gibt ihm Recht!). Bei jeder Mahlzeit wandern deshalb Zellen des Immunsystems in die Darmwand und überprüfen die Gefährlichkeit dessen, was wir zu uns genommen haben: Alles okay? – Darf passieren!

Manchmal hat das Immunsystem aber Wichtigeres zu tun. Gibt es einen akuten Infekt, eine große Wunde oder Ähnliches, so muss das Immunsystem seine Hauptaufgabe erledigen, nämlich die Krankheitserreger zu bekämpfen! Um das Immunsystem zu entlasten, schaltet der Körper dann um – auf weniger Appetit. Ist der Appetit herabgesetzt, wird auch weniger gegessen. Genau so soll es sein! Alltäglichkeiten wie Essen sind zu Zeiten eines Infektes nicht so wichtig. Wachstum und Gewicht können vorerst warten. Und weil der Körper selbst umschaltet, kommt er auch mit deutlich weniger Nahrung aus als sonst. Bei Babys ist das nicht anders.

Der sechsmonatige Leo hat also völlig Recht, wenn er derzeit weniger isst. Sein geringer Appetit hilft ihm dabei, schneller wieder gesund zu werden. Auch die viermonatige Greta hat Recht. Denn bei Impfungen kann das gleiche Phänomen der vorübergehenden Appetitlosigkeit auftreten. Die Impfung soll ja auf unser Immunsystem wirken.

Noch eine dritte Variante dieser immunologisch bedingten kurzfristigen Appetitlosigkeit gibt es. Sie tritt während einer sogenannten »stillen Feiung« auf. Das ist sozusagen die beste Note für das Immunsystem. Denn in diesem Fall ist das Immunsystem so gut, dass es imstande ist, ganz alleine eine Abwehr gegen einen bestimmten Krankheitserreger aufzubauen. Keine Impfung oder spürbare Erkrankung muss vorausgegangen sein. Die doppelbödige Nachricht für Eltern dabei ist: Außer, dass Ihr Kind mehr schläft und einige Tage weniger isst, merken Sie von diesem Aufbau des Immunsystems wahrscheinlich gar nichts. Doppelbödig ist die Nachricht deshalb, weil es Eltern paradoxerweise oft zu beruhigen scheint, wenn sie erfahren, dass ihr Kind krank ist. So haben sie für die Appetitlosigkeit wenigstens eine Erklärung! Auch bei Gretas und Leos Appetitlosigkeit ist das der Fall. Beide Eltern können das veränderte Essverhalten ihrer Kinder als vorübergehende Unpässlichkeit gut annehmen. Leos Mutter beunruhigt der fehlende Appetit ihres Kindes zwar, aber vor allem deshalb, weil er ihr anzeigt, dass ihr Baby noch immer nicht ganz gesund ist. Das Gewicht selbst macht ihr weniger Sorgen. Bisher hatte Leo beim Essen ja nie ein Problem. Trotzdem befolgt sie den Rat der Kinderärztin, Leo bei beginnendem Appetit für einige Tage größere Portionen anzubieten. Und wirklich! Einige Tage später beginnt Leo zu essen wie ein Scheunendrescher. Drei Tage hält er das durch. Danach isst er wieder seine üblichen Mengen. Die letzte Kontrolle bei der Kinderärztin zeigt, dass er schon wieder zugenommen hat.

Babys sind wahre Meister im Erspüren dessen, was sie im Moment brauchen. Genauso wie der Appetit plötzlich wie von selbst vergangen ist – egal ob durch einen Infekt, eine Impfung oder durch stille Feiung –, können Babys auch blitzschnell und selbstständig wieder an Gewicht zulegen. Sie haben einige Tage einfach doppelten Appetit! Statt einer kontinuierlichen Gewichtszunahme, wie sie ohne Infekt verlaufen wäre, machen sie einfach nach der Erkrankung einen großen Gewichtssprung nach oben. Deshalb ist es gut, Ihrem Baby nach einer solchen Phase verminderten Appetits Überfluss an Essbarem anzubieten.

> Legen Sie es nach einer Erkrankung für einige Tage darauf an, dass Ihr Kind etwas stehen lässt! Erst wenn vom (vergrößerten) Angebot etwas übrig bleibt, können Sie sicher sein, dass Ihr Kind auch wirklich den letzten Bissen oder Schluck bekommen hat, den es braucht, um gewichtsmäßig aufholen zu können.

Anders als bei Greta und Leo verläuft ein Infekt beim achtmonatigen Niclas. Nach einer Durchfallerkrankung geht Niclas' latentes Essproblem erst richtig los. Er war ohnehin nie ein guter Esser.

Während seiner Erkrankung werden die Mahlzeiten aber zu unerträglichen Prozeduren. Immer in Sorge, er könne zu wenig Flüssigkeit zu sich nehmen und vielleicht doch eine Infusion benötigen, bemüht sich seine Mutter, ihm doch wenigstens ein bisschen einzuflößen. Niclas' Mutter hat es schwer. Sie will ihrem Kind Infusionen und Schmerzen ersparen. Seine Trinkverweigerung, gerade jetzt(!), bringt sie aber zur Verzweiflung. Es wird ein echter Kampf, der beide verändert. Anders als Greta holt er auch nach der Erkrankung nicht an Gewicht auf. Als Niclas wieder gesund ist, ist ihm im wahrsten Sinn des Wortes endgültig der Appetit vergangen.

Wird ein infektbedingter, vorübergehender Appetitverlust nicht akzeptiert und die Abwehr des Kindes übergangen, kann ein Baby Widerwillen gegen Essen entwickeln. Immerhin bekommt es ja wiederholt und gegen seinen Willen etwas in den Mund geschoben. Babys mit nicht vorbelasteter Einstellung zum Essen stecken so etwas eher weg. Niclas hatte aber schon vorher leichte Probleme mit den Mahlzeiten. Auch seine Mutter war für dieses Thema schon sensibilisiert. Nun ist sie noch mehr beunruhigt, weil sie Niclas' Appetitlosigkeit als Zuspitzung seines Essproblems erlebt.

> Bevor Sie Ihrem Kind zwangsweise Flüssigkeit zuführen, ist es besser, täglich vom Kinderarzt feststellen zu lassen, ob die Flüssigkeit nicht doch ausreicht. Der Arzt kann das leicht mit einem Harnstreifen testen. Er sieht darauf, wie hoch der Harn schon konzentriert ist. Außerdem: Manchmal verweigern Babys bei Infekten zwar Milch, trinken aber dafür Wasser oder eine Elektrolytlösung.

Grundsätzlich ist zu sagen, dass sowohl ein Infekt als auch eine Grunderkrankung eine gleichzeitig bestehende Fütterungsstörung nicht ausschließen. Zweifellos kann beides gleichzeitig vorkommen. Die in Deutschland und Österreich verwendete Redewendung »man kann Läuse und Flöhe gleichzeitig haben« wäre hier durchaus zutreffend. In Niclas' Fall jedenfalls ist während eines Infektes aus einem Essproblem eine Fütterungsstörung entstanden.

Ganz allgemein sollten Fütterungsprobleme vom Kinderarzt begleitet werden. Dazu ist es notwendig, den Kinderarzt auch direkt darauf anzusprechen. Es mag unlogisch klingen, aber es kommt immer wieder vor, dass Eltern das ganz bewusst nicht tun. Ihre Sorge und Angst kann nämlich so groß sein, dass sie diese paradoxerweise dem Arzt gegenüber verschweigen. Für sie wird die Untersuchung des Babys quasi zum Test. Ihre Überlegung: Fällt dem Arzt von selbst nichts auf, so ist das ein gutes Zeichen. Das Problem kann dann nicht allzu groß sein. Das ist natürlich ein Trugschluss. Für den Kinderarzt ist auch die Vorgeschichte eine wichtige Grundlage seiner Diagnose.

Wenn das Problem größer wird – die Fütterungsstörung

In Kürze zusammengefasst könnte man sagen: Fütterungsstörungen sind *große* Essprobleme. Sie dauern bereits über einen längeren Zeitraum an und erreichen eine – sowohl für die Eltern als auch für das Kind – belastende Intensität. In ihrem Buch *Regulationsstörungen der frühen Kindheit* fasst M. Papousek verschiedene Kriterien zusammen, die eine Fütterungsstörung definieren. Zunächst ist einmal der Faktor Zeit zu beachten. Laut M. Papousek werden Fütterungs*probleme* zur Fütterungs*störung*, wenn die Probleme länger als einen Monat andauern. Diese Zeitangabe ist der Versuch, das von den Eltern wahrgenommene und gefühlte Problem etwas zu objektivieren.

Nicht immer ist der Beginn des Problems aber so leicht einzugrenzen. Schon bei den Erzählungen der Eltern wird der manchmal nicht wirklich fassbare Verlauf deutlich. »Wirklich begonnen hat es nach dem Krankenhausaufenthalt«, sagt der Vater. »Ja, schon, aber er hat doch schon nach der Geburt ein Problem gehabt«, antwortet die Mutter. Auch ein solch sprunghafter und wiederkehrender Verlauf ist für Fütterungsstörungen typisch. Im Vordergrund steht meist die Verunsicherung der Eltern. Es gibt da zwar ein Problem, aber man ist sich nicht einmal sicher, ob es überhaupt eines ist.

Abgesehen von der Dauer des Problems wird von M. Papousek die Dauer der Mahlzeiten zur Bestimmung des Schweregrades eingesetzt. Fütterungszeiten, die regelmäßig länger als fünfundvierzig Minuten andauern, sind – bei Babys über drei Monaten – nämlich ebenfalls ein Hinweis auf eine Fütterungsstörung. Wenn man eine durchschnittliche Zahl von sechs Mahlzeiten pro Tag rechnet, so ergeben sich dann fast schon sechs Stunden des Tages, die ausschließlich mit Füttern ausgefüllt sind. Und dabei sind die Vorbereitung der Mahlzeiten und die Gespräche über das Essen noch gar nicht mitgerechnet!

Wenn Eltern von einer »Verschlimmerung« sprechen, meinen sie: Die Portionen werden kleiner, die Dauer der einzelnen Mahlzeiten wird länger und die nervliche Belastung immer größer. »Ich füttere den ganzen Tag!«, sagen betroffene Mütter dann. Und das ist keineswegs eine Übertreibung. Den »ganzen Tag« füttern heißt meist, auch den ganzen Tag über Essprobleme nachzudenken, zu grübeln und einen Ausweg zu suchen.

Eltern landen dann bei typischen Lösungsversuchen. Das Nahrungsangebot wird verändert. Es wird versucht, das Kind durch Ablenken ruhigzustellen, oder es wird im Schlaf gefüttert. Oft wird auch Druck ausgeübt. Diese Strategien heizen das Problem aber erst recht an, wie ich später noch ausführen werde (siehe S. 34). Trotz aller Bemühungen wird das Problem nicht geringer, sondern schlimmer. Wenn sich Eltern jetzt nach Rat umsehen, erfüllen sie auch M. Papouseks drittes Kriterium, das eine Fütterungsstörung charakterisiert. Die Eltern suchen gezielt Hilfe. Das Problem hat also inzwischen eine gewisse Dimension erreicht. Eltern merken, dass Handlungsbedarf besteht. Sie wenden sich an Fachleute. Befragt werden Schreiambulanzen, Internetforen, Beratungszentren oder der Kinderarzt.

Bringt auch das keine Verbesserung, so vergeht weitere Zeit. Ist ein Fütterungsproblem für Eltern schon belastend genug, so führt dieses *Andauern* des Problems über mehrere Monate zu einer weiteren Steigerung. Das Problem beginnt auszuufern. Betrifft das Essproblem zu Beginn wirklich nur die Zeit des Essens, so breitet es sich mit zunehmender Dauer auch auf andere Bereiche des Lebens aus. Das Problem eskaliert. Die Schwierigkeiten bei den Mahlzeiten beginnen sich auf die gesamte Tagesgestaltung auszuwirken. Schwerwiegende Essprobleme erkennt man daran, dass sie jetzt auch außerhalb der Mahlzeiten Folgen zeigen. Laras Vater zum Beispiel darf bei den Mahlzeiten nicht mehr anwesend sein. Sammys Mutter geht kaum mehr aus dem Haus. »Sammy isst sonst ja gar nichts mehr!«

Bei schweren Fütterungsstörungen beginnt das Thema Essen immer mehr Zeit einzunehmen, die auf Kosten vieler anderer guter Dinge des Lebens geht. Dazu gehören gemeinsamer Spaß, Spiel, Freude an Fortschritten, anregende Gespräche mit dem Partner oder anderen Erwachsenen, Sport oder einfach Mußestunden. Das alles verliert an Wert und Bedeutung. Der Verlust an Lebensqualität, Vielfalt und Freude führt zur Einengung und Verarmung. Jetzt hat das Kind erst recht einen Grund, den Appetit zu verlieren. Zur ursprünglichen Ursache seines Essproblems kommt für das Kind jetzt noch etwas Zusätzliches hinzu. Es spürt die Belastung seiner Eltern. Das Einsetzen dieser charakteristischen Eigendynamik, die fortgeschrittene Fütterungsstörungen begleitet, führt zu einem neuerlichen Quantensprung der gesamten Problematik. Jetzt kann es zur vollständigen Essverweigerung kommen. Diese Teufelskreise gibt es nicht nur bei Fütterungsproblemen. Ebenso findet man sie auch bei anderen Interaktionsstörungen, die sich zum Beispiel in Schreiproblemen, Schlafproblemen oder Entwicklungsverzögerungen zeigen können.

Gibt es einmal ein Essproblem, entstehen weitere Probleme ganz von selbst. Die Eigendynamik von Fütterungsproblemen schlägt oft unerbittlich zu. Sie verändert nicht nur den Tagesablauf und die gesamte Gefühlslage zwischen Eltern und Kind. In fortgeschrittenen Fällen färben die Probleme auch auf weitere Beziehungen ab. Konflikte mit dem Partner, dem Freundeskreis oder den Großeltern sind vorprogrammiert. Sogar auf berufliche und finanzielle Entscheidungen können sich Fütterungsprobleme auswirken. Der geplante Wiedereinstieg ins Berufsleben muss verschoben werden – das Kind isst ja nur unter ganz bestimmten Voraussetzungen. Das führt unter Umständen dazu, dass der Vater erst recht viel arbeiten muss und noch weniger zu Hause ist. Auch ein Kindergartenbesuch ist nicht mehr möglich – das Kind würde dort ja nicht essen. Im ärgsten Fall sitzt man dann wie in einer Falle. Welchen Schritt man sich auch ausdenkt, sofort stößt man auf den nächsten Problemkreis.

Zusammengefasst heißt das: Fütterungsstörungen sind Probleme bei der Fütterung, die bereits länger als einen Monat bestehen. Die Probleme dauern an oder tauchen nach einer Phase scheinbarer Besserung wieder auf. Mahlzeiten dauern länger als fünfundvierzig Minuten. Die Belastung der Eltern ist so groß, dass sie bereits aktiv nach Hilfe suchen. Es gibt verschiedene Schweregrade. Fütterungsstörungen entwickeln eine oftmals verheerende Eigendynamik.

Wie entsteht ein Fütterungsproblem?

Es ist immer wieder erstaunlich, wie verschieden Menschen doch auf gleiche Ereignisse reagieren können. Was dem einen tagelanges Kopfweh bereitet, schlägt dem anderen auf die Verdauung. Ein Dritter wiederum steckt alles weg, als wäre nichts gewesen. Nicht jeder, der im Bus angeniest wird, bekommt auch einen Schnupfen.

In der Medizin und der Psychosomatik ist das Prinzip des Zusammenspiels von Belastendem und Schützendem bekannt. Ob jemand erkrankt oder gesundet, hängt davon ab, welche Kräfte überwiegen. Sind es mehr die belastenden oder mehr die schützenden? Für das Essproblem des Babys gilt das ebenso. Es gibt zwar Ursachen und Auslöser. Ob sich diese allerdings zu einer lange dauernden Störung auswachsen oder ob das Problem wie von selbst wieder vergeht, hat wiederum mit den begleitenden – schützenden oder belastenden – Umständen zu tun.

Ein Beispiel für ein Fütterungsproblem, das aber wegen seines schlagartigen Beginns und seines raschen Verlaufes schon viele Aspekte einer Fütterungsstörung beinhaltet, ist das Phänomen des Stillstreikes. Hier entwickeln sich die typischen Dynamiken eines Fütterungsproblems innerhalb weniger Stunden wie in einem Zeitraffer.

> Die fast dreimonatige **Sarina** ist ein vollgestilltes, zufriedenes Baby. Sowohl ihre Mutter als auch Sarina genossen bisher das Stillen beziehungsweise das Gestilltwerden. Plötz-

lich, von einem Tag auf den anderen, verweigert Sarina die Brust. Kaum nimmt sie die Mutter zum Stillen in den Arm, wendet das Baby den Kopf ab, beginnt zu brüllen und biegt sich zurück. Nachdem sie auf diese Weise drei aufeinanderfolgende Mahlzeiten verweigert hat, geraten die Eltern in helle Aufregung und fahren mit dem weinenden und offensichtlich hungrigen Kind in die Notfallambulanz, denn es ist Wochenende. Auch dort verweigert Sarina die Brust. Die junge Ärztin, die Zeuge des Dramas ist, wird nun ebenfalls zunehmend unsicher. Außer einem minimal geblähten Bauch sind keine Krankheitszeichen festzustellen. Es gibt keinen akuten Infekt, keine Schmerzen, nur ein hoch irritierbares, offensichtlich hungriges Baby, das – kaum wird es in Stillposition gebracht – losbrüllt und sich durchbiegt und wegdreht. Die Ärztin ist besorgt, ob sie nicht doch etwas übersehen hat. Ob man vielleicht nicht doch eine Infusion legen sollte? Immerhin sind acht Stunden ohne Flüssigkeit schon eine ziemliche Belastung für einen dreimonatigen Säugling.

Ob sie versuchen soll das Baby auszutricksen, fragt plötzlich die Mutter. Diese süßlichen Tropfen, die Sarina einmal gegen Mundpilz erhalten habe, liebe das Kind nämlich über alles. Vielleicht könnte man damit die Brust beträufeln? Wunderbare Idee! – Eventuell noch zu toppen, indem man die Gabe der Tropfen mit einer für Sarina neuen und ungewohnten Stillposition kombiniert? Vielleicht auch noch die andere Brust anbieten? Nicht wie bisher wiederholt die linke, sondern mal die rechte Brust?

Sarina wird diesmal in aufrechter Position in Brustnähe in Stellung gebracht und erstmalig protestiert sie nicht. Als ihr der süße Geruch des Pilzmittels in die Nase steigt, beginnt sie vorsichtig daran zu schlecken, wird mutiger, arbeitet sich vor und – saugt endlich an der Brust. Im Nachhinein – Sarina ist bereits satt von der Brust abgefallen und eingeschlafen – versuchen die Eltern, das Vorgefallene zu verstehen. Warum hat Sarina so viele Stunden die Brust verweigert? Wie ist so etwas möglich? Hatte die Mutter etwas falsch gemacht? Was könnte sie in Zukunft machen, um Ähnliches zu vermeiden?

Sarinas Problem an der Brust ist Stillberatern wohlbekannt. Es ist ein Phänomen, bei dem Babys plötzlich wie aus heiterem Himmel und trotz Hunger die stillende Brust verweigern. Vermutet wird, dass das Baby einen plötzlichen Schrecken oder Schmerz erlebt hat, während es gestillt wurde. Kluge Babys können nämlich daraus sehr schnell ihre Schlussfolgerungen ziehen.

Auch bei Sarina könnte es so gewesen sein. Zwar war sie laut ärztlicher Untersuchung gesund. Aber hatte sie nicht doch auch einen geblähten Bauch gehabt? Möglich, dass sie beim Stillen ein- oder zweimal einen schneidenden Schmerz im Bauch verspürt hatte. Möglich, dass sie daraufhin Angst bekam. Angst vor dem Schmerz und – irrtümlicherweise – auch Angst vor der Brust.

Sarinas Stillstreik ist gut ausgegangen und die Eltern konnten ein sattes, tief schlafendes Kind mit nach Hause nehmen. Die Schutzfaktoren haben überwogen. Was aber wäre gewesen, wenn der Mutter nicht der rettende Einfall mit dem Lockmittel gekommen wäre? Wenn das Kind zusätzlich zu Hunger, Bauchweh und panischen Stillversuchen auch noch eine Blutabnahme, Infusion und wiederholte Fütterungsversuche mit der Flasche hätte durchmachen müssen? Was hätte das intelligente Kind wohl daraus gelernt? Hätte es weiter verweigert? Die Mutter zum Abstillen gebracht? Wie gerne hätte die Mutter dann wohl die Flasche verabreicht? Wäre sie darüber traurig gewesen, nicht mehr stillen zu können, und hätte das Kind die Traurigkeit der Mutter gespürt und deshalb nur zögerlich aus der Flasche getrunken?

Wir wissen es nicht. Wir wissen nicht, wie Sarinas Mutter auf deren Verweigerung reagiert hätte. Dieses fiktive Denken in die Zukunft illustriert jedoch, wie schwierige, lang andauernde Essprobleme Schritt für Schritt entstehen können.

Niemand muss »schuld sein«. Zu einem Problem kommt ein neues hinzu. Manches ist Zufall, manches Schicksal. Niemand hat etwas falsch gemacht. Dass Sarina so schnell ist im Erfassen von Zusammenhängen, ist eigentlich eine Begabung.

»Ich will und ich will nicht« – ambivalentes Verhalten

Was Fütterungsprobleme weiter anheizen kann, ist das Aufeinandertreffen von Babys widersprüchlichem »Ich will und ich will nicht«-Verhalten mit den typischen – aber meist in die Irre führenden – Lösungsversuchen der Eltern. Sarinas zwiespältiges »Ich will und ich will nicht« ist auch Erwachsenen sehr gut bekannt. Wir sind müde – aber der Krimi im Fernsehen ist gerade so spannend. Wir freuen uns über lieben Besuch – aber nicht, wenn gerade der Frühjahrsputz ansteht.

Es ist vor allem dieses ambivalente Verhalten, mit dem Kinder ihre Eltern bei der Fütterung zur Verzweiflung bringen können. Kaum hat das Kind den Mund geöffnet, dreht es den Kopf weg. Oder es nimmt einen Bissen und spuckt ihn gleich wieder aus. Es will in den Hochsessel – und gleich wieder herunter. Es wirkt ganz hungrig – aber nach drei Bissen ist die Mahlzeit beendet. Diese Liste könnte man über mehrere Buchseiten ausdehnen. Woher kommt das? Und wie soll man das Verhalten des Kindes verstehen?

Nach der Definition bedeutet Ambivalenz das gleichzeitige Vorhandensein zweier einander widersprechender Bedürfnisse oder Gefühle. Den einen Teil – nämlich den Hunger – verstehen Eltern meist sehr gut. Sie wissen ja, wie viele Stunden schon seit der letzten (kargen) Mahlzeit vergangen sind. Sie hören das typische Schreien oder Quengeln, sie sehen das vermehrte Nuckeln am Schnuller, sie spüren die steigende Unruhe ihres Babys. Aber was, zum Teufel, hindert das Kind dann daran, die angebotene Nahrung auch anzunehmen?

Mit dem Teufel hat das natürlich nichts zu tun. Sehr wohl aber kann dieser »andere Teil« mit unangenehmen Gefühlen zusammenhängen. Wie bei Sarina können diese Gefühle direkt mit dem Thema »Mahlzeit« verknüpft sein. Genauso gut kann es aber auch vorkommen, dass sich unangenehme Gefühle und Erfahrungen nur auf die Mahlzeiten auswirken. Denn auch Babys kann der Appetit vergehen. Sie reagieren dann auf besondere Vorkommnisse, die mit den Mahlzeiten selbst gar nichts zu tun haben müssen. Das können sehr verschiedene Ereignisse sein, wie die Geburt eines Geschwisterkindes, ein Krankenhausaufenthalt, ein Wohnungsumzug, Streit oder Trennung der Eltern. Babys können ebenso wie Erwachsene Angst haben, trauern und sogar depressiv reagieren.

Dem kleinen zwanzigmonatigen Stephan zum Beispiel schlägt sich die Geburt eines Geschwisterchens auf den Appetit. Erstgeborene können da sehr gekränkt sein. Es soll ja auch Erwachsene geben, denen es bei Liebeskummer den Appetit verschlägt. Als Nächstes entdeckt Stephan, dass sich seine Mutter durch seine Essverweigerung bei den Mahlzeiten mehr mit ihm beschäftigt. Jetzt bekommt das Ganze für ihn sogar einen Sinn! Die Mutter schaut zwar traurig drein, aber sie beachtet ihn während der schwierigen Mahlzeiten auch mehr. Das kann eine sehr nützliche Wahrnehmung sein, wenn man zu Hause plötzlich einen kleinen Rivalen sitzen hat. Jetzt gibt es sogar schon zwei Gründe, nichts zu essen!

Unangenehme Erfahrungen in Verbindung mit dem Mundbereich können Babys auch unabhängig vom Essen gemacht haben. Viele Kinder mit Essproblemen haben Krankenhausaufenthalte hinter sich. Blutabnahmen, die dort stattfinden müssen, bedeuten nicht nur das Erleben von Schmerz. Sie bedeuten oft auch körperlich festgehalten und überwältigt zu werden. Fremde Personen dürfen – und müssen ja auch – die Körpergrenzen des Kindes überschreiten. Auch gegen seinen Willen werden Mund und Rachenraum inspiziert. Auch Frühgeborene beginnen ihr Leben nicht nur allein in ihren Brutkästen. Oft müssen sie auch beatmet und wiederholt intubiert werden. Regelmäßig muss über Nase, Mund und Rachenraum der Schleim abgesaugt werden. Auch der medizinische Fortschritt hat seine Schattenseiten. Die körperlichen Erinnerungen der ehemaligen kleinen Patienten können davon erzählen. Krankenhausaufenthalte sind prinzipiell für niemanden lustig. Das gilt ebenso für Erwachsene wie für Kinder. Aber Babys und Kleinkinder können das dort Vorgefallene am wenigsten verstehen und einordnen. Um es verarbeiten zu können, entwickeln und zeigen sie später unter Umständen besondere Bedürfnisse.

Auch mit dem Essvorgang selbst können Babys ihre Probleme haben. Manche Babys haben prinzipielle Schwierigkeiten beim Verarbeiten von Sinnesreizen. Für solche Babys kann es auch schwierig sein, gleichzeitig verschiedene Tätigkeiten – wie sie beim Trinken ja durch Saugen, Schlucken, Atmen notwendig sind – zu koordinieren. Solche Regulationsstörungen sind vor allem ein Problem der sehr kleinen Babys und der Babys mit Grunderkrankungen. Häufig zeigen diese Babys gleichzeitig auch exzessives Schreien und leiden an einer Über- oder Unterempfindlichkeit im Mundbereich. In diesem Fall benötigen manche Kinder spezielle Hilfestellung. Eltern können hier Rat bei einem Logopäden suchen.

Bei fortgeschrittenen Fütterungsproblemen haben Babys auch fast immer schlechte Erfahrungen mit den Mahlzeiten selbst gemacht. So wie die Eltern merkten, dass Füttern zum Problem wird, so hat es auch das Kind sehr schnell gelernt. Wenn sich Eltern »schon vor dem Füttern fürchten«, so kann man davon ausgehen, dass es dem Kind genauso geht. Dabei müssen gar nicht so unschöne Szenen wie Zwangsfütterungsversuche und Zornausbrüche der Eltern – die diesen später leidtun, die aber vom Kind zwar vergeben, doch nicht vergessen werden – vorgefallen sein. Es reicht die angespannte Stimmung, die sich regelmäßig bei Mahlzeiten wiederholt, oder der Unterschied im Verhalten der Mutter im Vergleich zu anderen Situationen des Alltags. Diese schlechten Erfahrungen, die das Kind mit den Mahlzeiten gemacht hat und täglich macht, sind Teil der Eigendynamik, die Fütterungsstörungen charakterisiert. Als Gradmesser gilt hier die empfundene Belastung der Mutter. So wie sie sich fühlt, geht es meist auch dem Kind.

Der »andere Teil«, der im Widerstreit mit dem Hungergefühl steht, kann aber auch Ausdruck besonderer oder neuer Bedürfnisse sein. Babys und Kleinkinder werden nicht nur laufend größer, sie entwickeln sich auch ständig weiter. »Du bist ja schon wieder gewachsen!«, ruft die Mutter beim Anblick des zu kleinen Strampelanzugs. Wer hätte das gedacht? Für Eltern sind die Veränderungen ihres Kindes oft nur an solchen Zeichen wahrnehmbar. Wer so nah und tagtäglich mit seinem Baby beisammen ist, bemerkt die im Zeitlupentempo ablaufende Verwandlung seines Kindes oft gar nicht. Tatsache ist aber, dass nicht nur Strampelanzüge zu klein werden und gegen größere ausgetauscht werden müssen, auch Esssituationen müssen mitwachsen. Denn auch aus gewissen Fütterungstechniken wachsen Babys laufend heraus. Eine Zeit lang passen sie, aber dann werden sie dem Baby »zu klein«. Sie zwicken und zwacken. Das Baby fühlt sich unwohl und entwickelt ein Essproblem. Im Kapitel über Entwicklungsphasen werde ich auf diese Bedürfnisse, die sich mit dem Alter des Kindes stetig verändern, näher eingehen (siehe S. 63ff.).

Sackgassen und Irrwege
Gibt es einmal ein Essproblem, so greifen Eltern fast zwangsläufig zu typischen Gegenstrategien. Manche dieser Lösungsversuche können jedoch dazu führen, das Problem nur noch mehr zu vergrößern. Auch sie sind Teil der typischen Eigendynamik von Fütterungsstörungen. Abgesehen von Verzweifeln, gutem Zureden und gelegentlich sogar Tränenausbrüchen wenden Eltern typische Tricks und Techniken an. Es muss doch möglich sein, dieses Kind zu füttern! Doch noch zu füttern. Wenigstens irgendetwas soll es zu sich nehmen!

Die Strategien, auf die Eltern dann kommen, sind in folgende Gruppen einzureihen: Veränderung der Speisenauswahl, Ablenken, im Schlaf füttern und Druck ausüben. Das Trügerische dieser Strategien ist, dass es zunächst so aussieht, als würden sie wirken. Das Problem scheint – anfänglich und eine Zeit lang – tatsächlich besser zu werden. Aber nach einer Weile tritt das Essproblem nur umso heftiger und umso gravierender wieder auf.

Für kurzfristige Ausnahmesituationen werden manche Strategien ja sogar in Kinderkliniken angewandt! So kann dort durchaus versucht werden, einem an Durchfall und Flüssigkeitsmangel leidenden Kind die Flasche während des Schlafes anzubieten. Dies kann unter Umständen helfen, dem Kind kurzfristig vermehrt Flüssigkeit zuzuführen. Vielleicht kann man dem Kind dadurch sogar das neuerliche Legen einer Nadel und eine Infusion ersparen? Für ein bis zwei Nächte ist das ein legitimer Versuch. Auch das Verabreichen von medizinischen Säften oder Tropfen geht ja manchmal nicht ohne Nachdruck und Überwinden von Widerstand ab (obwohl nach therapierten Fütterungsproblemen manchmal auch da Vorsicht geboten ist!). Es kann sogar notwendig sein, das Kind festzuhalten oder zu zwingen, wenn ihm im Krankenhaus zum Beispiel Blut abgenommen werden muss oder notwendige Untersuchungen anstehen. Aber all das sind Ausnahmesituationen! Und selbst diese können ihre Folgen haben. »Seit dem Krankenhausaufenthalt lässt er sich von keinem Arzt mehr untersuchen!«, heißt es dann.

Füttern ist keine Ausnahmesituation! Nahrung ist zwar notwendig – aber trotzdem keine Medizin! Füttern ist Alltag. Es passiert täglich und es passiert täglich mehrmals. Aus der Säuglingsforschung weiß man: Speziell die sich wiederholenden Alltagshandlungen prägen sich Babys besonders ein. Seien Sie also sicher: Selbstverständlich lernt Ihr Baby rasch mit!

Wenn Eltern über ihre bisherigen Strategien erzählen, liefern sie die Folgen ihrer Füttertricks meist gleich im nächsten Satz mit. »Anfangs hat das mit dem Im-Schlaf-Füttern ja geklappt. Aber jetzt isst er tagsüber überhaupt nichts mehr und in der Nacht weckt er mich fast stündlich auf.« Oder: »Anfangs hat das mit dem Spielzeug beim Essen ja geholfen. Aber derzeit nützt es nicht einmal mehr, wenn die Oma ein ganzes Kasperltheater dabei aufbaut. Das Ganze dauert Stunden! Und was ist der Erfolg? Höchstens ein paar lustlose Löffel!«

Das Ändern des Speiseangebotes ist meist die erste und häufigste Gegenmaßnahme, die Eltern treffen. »Es schmeckt ihm/ihr vielleicht nicht!?«, ist die erste Mutmaßung. Aus der Sicht der Erwachsenen ist das ja auch die schlüssigste Erklärung. Auch noch nachvollziehbar ist: »Vielleicht verträgt mein Baby diese Nahrung nicht?«

Bei kleinen Babys führt diese Überlegung zu wiederholtem Wechsel der Milchnahrung. Manchmal haben Eltern schon das ganze Sortiment durchprobiert, meist allerdings ohne nennenswerten Erfolg. Ein bis zwei Tage zeigt das Baby vielleicht vermehrt Interesse. Dann beginnt das Problem erneut. Häufig veränderte Flaschennahrung ist selten eine Lösung. Dem Kinderarzt zeigt es vor allem eines an: die zunehmende Not der Eltern. Bei älteren Babys wird unter Umständen extra gekocht, extra biologisch eingekauft. Teilweise wird großer Aufwand betrieben. Umso größer ist die Enttäuschung, aber auch der Zorn, wenn dieses besonders gesunde Essen dann auch verschmäht wird. Das Problem wird also eher größer als kleiner. Ganz falsch liegen die Eltern aber bei diesem Lösungsversuch nicht. Sie versuchen sich nämlich in ihr Baby einzufühlen. Und sie sind bereit für eine Veränderung. Beides sind wichtige Voraussetzungen für eine Lösung des Essproblems.

Irgendwann kommen Eltern darauf, dass Essen besser zu funktionieren scheint, wenn noch Zusätzliches passiert. Grundsätzlich ist dies eine völlig richtige Beobachtung. Irgendwann reicht es nämlich keinem Kind mehr, sich einfach nur passiv füttern zu lassen. Die Eltern bekommen dann den Eindruck, dass das Baby bei Laune gehalten werden muss. Es braucht während der Mahlzeiten ein »Programm«. Die Variationen des Ablenkens zeugen von der unerschöpflichen Kreativität besorgter Eltern. Sie reicht von Spielzeug, das dem Kind neben den Teller gelegt wird, bis zu Vorlesen, Reimen und Singspielen. Das Fernsehprogramm während der Mahlzeiten einzuschalten, ist da noch das Mindeste. Die ablenkenden Reize verlieren aber immer mehr ihre Wirkung. Fast entwickelt sich die Dynamik eines Suchtverhaltens. Die Dosis muss dauernd gesteigert werden. Auch hier haben die Eltern aber ein Bedürfnis des Kindes grundsätzlich richtig erkannt. Das Kind braucht offensichtlich mehr, als nur gefüttert zu werden. Die Frage ist nur, was? Was den Kindern hier meist fehlt, ist die Möglichkeit, sinnvolle Zusammenhänge herzustellen. Babys wollen lernen. Sie gehen den Dingen auf den Grund. Wenn sie essen oder trinken, wollen sie sich auch mit allem, was mit Essen oder Trinken zu tun hat, auseinandersetzen. Je nach Entwicklungsphase variieren hier die Bedürfnisse. Spielerisch-freundliches Ablenken bietet dem Kind zwar Unterhaltung, trotzdem ist es nur ein schwacher Ersatz für das Bedürfnis nach Sinnhaftigkeit.

Auch das »Hypnotisieren« kleiner Babys durch meditatives Hin- und-Hergehen während des Fütterns ist eine Art Ablenkung. Zumindest in der Anfangszeit scheint es den Eltern eine durchaus vielversprechende Technik zu sein. Die rhythmischen Bewegungen sollen das Baby in Trance versetzen, damit es leichter isst. Das wird schnell zur täglichen Gewohnheit und jede Mahlzeit ist anstrengend und wird anstrengender von Tag zu Tag. Was anfangs hilfreich war, wird zunehmend zur Belastung für Eltern und Kind.

Die Steigerung des Ablenkens ist Füttern im Schlaf. Jetzt ist es eben der Zustand des Schlafes, der vom Widerstand gegen das

Essen ablenken soll. Diese Prozedur geht natürlich nur mit der Flasche. Mit physiologischen Körperfunktionen hat das allerdings nichts mehr zu tun. Im Schlaf wird nicht gegessen. Selbst kleine Babys, die nachts noch ihre Mahlzeiten brauchen, wachen dazu auf und melden sich selbst. Ausnahmen gibt es nur in den ersten Wochen, bei Frühchen und bei Krankheit.

Bei fortgeschrittenen Essproblemen ist für Eltern nachts auch die Zeit des Grübelns. Die Nerven liegen blank. »In der Nacht wache ich manchmal auf und bekomme Panik, dass mein Kind verhungert. Dann gehe ich es füttern.« Aber nachts im Schlaf sollte der Körper ruhen. Stellen Sie sich vor, dass Sie regelmäßig im Schlaf Ihre Leibspeise verabreicht bekämen. Bald würde sie Ihnen auch tagsüber nicht mehr schmecken! Babys geht es hier nicht anders. Die Fütterung in der Nacht führt meist nur dazu, dass die Babys tagsüber immer weniger und immer lustloser essen. Der Teufelskreis schließt sich noch schneller. Ein extremes Beispiel hierfür ist Eva.

»Ich glaube, sie ist hungrig«, sagt die Mutter während unseres Gespräches am späten Vormittag, nimmt die kleine Eva in die Arme und beginnt sie herumzutragen. Nachdem die Mutter fünfzehn Minuten mit dem weinenden Kind auf und ab gegangen ist, werde ich zunehmend irritiert. Die Mutter macht keinerlei Anstalten, Nahrung zu holen. »Haben Sie nicht gesagt, sie ist hungrig?«, frage ich nach. »Ja, aber ich muss sie ja vorher zum Schlafen bringen. Sie trinkt doch nur im Schlaf!«

Eva muss also mehrmals am Tag schlafen gelegt werden, um essen zu können. So kann kein Kind gesundes Essverhalten lernen! So etwas hat auch keine Zukunft. Wie soll das erst werden, wenn sie älter wird? Eva und ihre Mutter bleiben mehrere Wochen auf unserer säuglingspsychosomatischen Station. Ohne professionelle Hilfe kann man aus solch einem Teufelskreis kaum mehr herausfinden.

Gott sei Dank passiert es selten, aber gelegentlich kommt es doch vor, dass Babys gewaltsam Nahrung eingeflößt wird. Das kann gravierende Folgen wie Verschlucken oder Einatmen von Nahrung in die Lunge, mit nachfolgender chronischer Lungenentzündung, haben. Wie ich schon im Kapitel »Ist mein Kind krank?«

beschrieben habe (siehe Seite 20ff.), führen chronische Entzündungen natürlich wiederum zu vermindertem Appetit. Auch das ist einer der Teufelskreise!

Abgesehen von dieser eventuellen, körperlich bedingten Endlosschleife des Essproblems, kommt es aber mit Sicherheit zu einer anderen Konsequenz: Jeden einzelnen Vorfall dieser Art merken sich Babys sehr genau. Und die Botschaft, die sie sich merken, ist, dass Essen sehr gefährlich und unangenehm ist! Essen tut weh! Hat ein Baby einmal eine solche Schlussfolgerung gezogen, ist dem ohne fachkundige Hilfe kaum mehr beizukommen.

Nicht immer ist es hilfloser Zorn, der Eltern so weit gehen lässt. Manchmal geben sie den auf ihnen lastenden Druck auch nur einfach weiter. Das kann zum Beispiel in Familien vorkommen, bei denen das Jugendamt involviert ist. »Entweder unser Kind nimmt zu oder es könnte zu Pflegeeltern kommen.« Dies ist eine unlösbare Notsituation, in die Eltern geraten können. Eine dramatische Verschlechterung der Esssituation ist oft die Folge. Zwang und Gewalt ist die schädlichste Art, ein Essproblem in den Griff bekommen zu wollen. Das Problem lässt sich hier nur durch eine professionelle Therapie lösen.

In diese Kategorie der Irrwege gehört aber nicht nur echter Zwang und Gewalt. Auch das wiederholte Übergehen der sehr wohlbegründeten Abwehr des Babys gehört in diese Gruppe. »Ich weiß, dass er nicht will. Aber er muss doch etwas essen!«, heißt es dann. Auch das Einschränken der Bewegungsfreiheit, das Festhalten und Festbinden (auch nur der Hände) sind keine Lösung. Diese Methoden sind Sackgassen – aber das stellt sich meist erst später heraus. Unter anderem verhindern Sie dadurch, dass Ihr Baby Ihnen wichtige »Mitteilungen« machen kann. Denn Babys sprechen mit dem Körper. Sich zuwenden oder abwenden, nach etwas greifen oder es wegschieben sind auch schon bei kleinen Babys keine zufälligen Ungeschicklichkeiten. Man ist gut beraten, diese Reaktionen als Ausdruck ihrer »Meinung« ernst zu nehmen.

Noch ein wichtiges Thema ist das Reden über das Essverhalten Ihres Kindes. Speziell bei fortgeschrittenen Essproblemen wissen Eltern oft gar nicht, wie häufig sie dieses Thema vor ihrem Kind ansprechen. Das ist zwar verständlich. Denn wem das Herz voll ist, geht der Mund über. Trotzdem. Selbst wenn Sie glauben, Ihr Baby versteht doch gar nicht, was Sie sagen. Sprechen Sie in Gegenwart Ihres Kindes nicht darüber, wie gut, wie schlecht oder wie viel es heute wieder gegessen hat. Sprechen Sie nicht über seinen Kopf hinweg mit anderen über sein Essverhalten. Geben Sie in seiner Gegenwart bitte auch keine Prognosen darüber ab, wie gut oder wenig oder schlecht es demnächst essen wird. Sprechen Sie in seiner Gegenwart überhaupt nicht über sein Essverhalten! Damit sind nicht nur kritische Bemerkungen gemeint. Loben Sie es bitte auch nicht dafür! Auch Lob kann eine Art Einmischung sein. Es wäre für Sie selber doch auch verwirrend, von Ihrem Partner für das Aufessen einer Sachertorte gelobt zu werden! Essen lohnt sich normaler- und gesunderweise in sich selbst. Loben können Sie es für eine Geschicklichkeit beim Hantieren mit Besteck. Zum Beispiel, wenn es etwas Schwieriges selbst mit der Gabel aufgespießt hat oder ohne etwas zu verschütten ein Glas zum Mund führt. Hilfreich für Ihr Kind ist auch, wenn Sie den Namen der Speise, die es gerade isst, benennen oder wenn Sie – so wie bei Erwachsenen – über die Speisequalität sprechen.

> Sprechen Sie in Gegenwart Ihres Kindes nicht über sein Essproblem. Loben Sie Ihr Kind auch nicht für »braves« Essen. Essen sollte etwas ganz Normales und Selbstverständliches sein.

Kluge Babys
Teil eines Fütterungsproblems ist auch, dass viele der betroffenen Babys besonders kluge Kinder sind. Allerdings wird kleinen Babys ihr kluges Verhalten oft nicht zugetraut.

»Er kann nicht trinken«, »sie spürt keinen Hunger«, »er ist so unruhig, dass er die Flasche unabsichtlich wegstößt«. Fütterungsprobleme werden sehr häufig als Unfähigkeit des Kindes erlebt. Rückblickend erkennt man dann, dass die »Unfähigkeit« vielmehr eine besondere Fähigkeit war. »Jetzt weiß ich – *so* wollte er nicht trinken.« »Jetzt weiß ich – er stößt die Flasche absichtlich weg, wenn er fertig ist.« Ist das Problem gelöst, kann man es dann in einem völlig anderen Licht sehen.

Babys mit Essproblemen sind in vielen Fällen außerordentlich intelligent. Sie lernen rasch, manchmal schon aus einzelnen Erlebnissen. Ihre Reaktion auf gewisse Erfahrungen erfolgt prompt und zuverlässig. Wie bei Sarina und ihrem Stillstreik genügen oft wenige Vorfälle und schon ziehen sie ihre – manchmal auch nur scheinbar – logischen Schlussfolgerungen daraus. Man kennt dieses Phänomen auch bei der Magersucht der jungen Mädchen und Frauen. Oft sind die Betroffenen Vorzugsschülerin mit einem ausgezeichneten Abitur und besonderer Begabung. Insofern könnte man also sagen: Sie haben ein Baby mit Essproblem? Gratuliere! Kanh sein, dass sie ein besonders kluges Baby haben! Aber auch wenn Ihr Baby ein ganz normales Baby ist, so gilt ganz allgemein, dass in unserer Gesellschaft Babys und Kleinkinder noch immer in ihren Fähigkeiten enorm unterschätzt werden.

Durch Essprobleme können Babys anzeigen, dass etwas für sie nicht richtig läuft. Wunderbar, dass Sie so früh ein Zeichen von Ihrem Baby bekommen! Noch haben Sie alle Zeit der Welt, Verschiedenes zu verändern und anzupassen.

Auf dem Weg zur Lösung

Nun geht es darum, etwas zu verändern. Eltern, die bereits verschiedene Lösungsversuche unternommen haben, sind eigentlich schon auf dem richtigen Weg. Etwas muss offenbar anders werden. Die Frage ist nur – was? Und wo soll man beginnen?

Erwachsene sind gewohnt, nach der Ursache eines Problems zu suchen und dort anzusetzen. Bei Fütterungsproblemen hilft das nur bedingt. Ist die Ursache ein Geschwisterchen, so kann man es nicht zurückgeben. Ist die Ursache ein früherer Krankenhausaufenthalt, so kann man ihn nicht ungeschehen machen. Mit Babys kann man aber auch nicht den Erwachsenenweg gehen und Probleme im Nachhinein besprechen. Mit Babys muss man etwas *tun*.

In den nächsten Kapiteln des Buches werde ich die entscheidenden Puzzlesteine dieses Tuns genauer beschreiben. Der erste Puzzlestein betrifft Essen und Mahlzeiten im Allgemeinen. Es mag ungewohnt klingen, aber der Ablauf einer Mahlzeit folgt einer gewissen Logik. Eine Mahlzeit beinhaltet im Wesentlichen vier verschiedene Schritte. So manches leichte Essproblem lässt sich schon allein mit dem Wissen darum lösen. Bei anderen beginnt die Lösung zumindest dort.

Der nächste und meines Erachtens wichtigste Puzzlestein betrifft das Alter Ihres Babys. Es gibt typische Entwicklungsphasen, die ein Baby auf dem Weg zum Kleinkind durchläuft. Sie wirken sich beim Füttern entscheidend aus. Essprobleme können in diesen Entwicklungsschritten nicht nur ihren Ursprung haben, sie können dort auch immer wieder neu angefacht werden. Je mehr Verantwortung Eltern glauben beim Füttern übernehmen zu müssen, desto mehr stoßen sie dabei auf ein Kind, das sich genau in die entgegengesetzte Richtung entwickeln will. Entwicklung heißt ja, sich weiterzuentwickeln. Es heißt, immer weitere und neue Fähigkeiten zu erlernen. Es ist das Kind selbst, das immer mehr Verantwortung in der Esssituation übernehmen will. Bei manchen Babys mit Essproblemen können die altersspezifischen Bedürfnisse sogar übersteigert sein. Auf diese Weise scheinen Babys frühere Belastungen ausgleichen zu können.

Weitere Puzzlesteine betreffen die Eltern selbst. Zum Beispiel kann es belastende Ängste geben, die sich bei der Mahlzeit auswirken. Im bewussten Zusammenspiel zwischen Vater, Mutter und Kind kann wiederum neue Kraft gewonnen werden.

Erster Puzzlestein: Gesundes Essverhalten

Gesundes Essverhalten beinhaltet im Wesentlichen drei Schritte:

1. Wissen, wann man hungrig ist.
2. Essen genießen können.
3. Spüren, wann man satt ist.

Es gibt eine Menge Erwachsener (und folglich auch Eltern), die sich selbst bei einem oder mehreren dieser Punkte nicht oder zumindest zeitweise nicht so sicher sind. Gar nicht so selten tritt ein Fütterungsproblem nämlich während einer Gewicht-Reduktionsdiät der Mutter auf. Will man Gewicht abnehmen, ist es sinnvoll, seinen Appetit zu zügeln und Hunger – wenn möglich – gar nicht zu spüren. Isst man doch etwas, so tut man es meist mit schlechtem Gewissen. Essen genießen zu können, fällt dann für einige Zeit flach. In Kombination mit dem Faktum, dass liebende Mütter »ihrem Baby alles geben wollen, wovon sie spüren, dass sie es selbst brauchen«, kann das gemeinsame Projekt »Füttern« schon aus dem Ruder geraten. Es ist äußerst selten, dass das Baby das Gewicht zunimmt, das die Mutter verlieren will!

> Setzen Sie Prioritäten. Verschieben Sie Ihre Diät. Beginnen Sie erst wieder damit, wenn das Fütterungsproblem gelöst ist. Zum Abnehmen reichen vielleicht auch gemeinsame Aktivitäten. Mutter-Kind-Turnen oder Tanzen macht vielleicht beiden Spaß.

Wenn Eltern selber an manifesten Essstörungen litten oder noch leiden, stellt sich natürlich die Frage, wie man einem Baby ein gesundes Essverhalten vermitteln kann, wenn man es selbst nicht kennt. Wer selbst Schwierigkeiten mit gesundem Essverhalten hat, kann sein Kind in dieser Hinsicht schwerlich aus dem Problem herausführen. Wer selbst Probleme hat, sein Hungergefühl zu spüren, überträgt dieses Problem sehr schnell auf sein Baby. Wer selbst kein Sättigungsgefühl kennt, wird seinem Baby schwerlich zutrauen können, seine Sattheit zu spüren. Wer selbst nicht Spanisch spricht, kann es seinem Kind nicht beibringen. Eine Lösung aber wäre, es gemeinsam mit seinem Kind zu erlernen!

Frau F. litt in ihrer Jugend an Bulimie (Ess- und Brechsucht) und hat deshalb auch eine Psychotherapie gemacht. Sie lernte ihre Heißhunger-Attacken zu kontrollieren und nicht jedes aufkeimende Gefühl als Hunger zu interpretieren und sofort zu essen. Sie konnte ihr Gewicht auf diese Weise gut halten. Sogar nach der Schwangerschaft hatte sie bald wieder ihre ursprüngliche Figur. Trotzdem regulierte sich ihr Appetit nicht von selbst. Noch heute, so sagt sie, könnte sie in jeder Situation essen, wenn sie sich nur ließe. Als ich sie kennen lerne, ist sie sehr bemüht darum, ihr Kind vor einer ähnlichen Störung zu bewahren. So, wie sie es für sich selbst erfolgreich gelernt hat, macht sie es auch gezielt bei ihrem Sohn **Swen**. Sie zögert den Essbeginn so lange als möglich hinaus. Der dreimonatige Swen bekommt seine Flasche auch nicht, wenn er unruhig wird und die letzte Mahlzeit schon mehr als drei bis vier Stunden zurückliegt. Frau F. trägt ihn vorher herum oder spielt mit ihm oder lenkt ihn ab, solange es nur irgendwie geht. Swen bekommt die Flasche nur, wenn er richtig losbrüllt und nicht mehr anders zu beruhigen ist. Swen trinkt die Flasche auch immer auf einen Zug leer. Sein Gewicht ist im Normbereich. Aber natürlich ist das alles sehr anstrengend. Und weil Swen so viel schreit, gerät seine Mutter in einen großen Erschöpfungszustand. Swen wird ein Schreibaby und seine Mutter kann ihn kaum mehr selbst versorgen.

Als ich Frau F. vorschlage, Swen die Flasche früher zu geben und zusätzlich so weit zu füllen, dass er auch einmal etwas übrig lassen würde, ist sie in großer Sorge. Was, wenn er gar nicht hungrig ist und die Flasche nur aus Lan-

geweile trinkt? Sie ist felsenfest überzeugt, dass er »selbstverständlich und immer« alles austrinken würde.
Frau F. hat Recht – zumindest für die nächsten fünf Tage. Swen trinkt und trinkt – und trinkt. Er nimmt innerhalb dieser ersten Tage fast vierhundert Gramm zu! Dann ist allerdings Schluss mit dem Spuk. Swen hat genug aufgeholt. Er beginnt völlig selbstständig vom Überangebot auch einmal etwas übrig zu lassen. Sein Gewicht entwickelt sich wie mit dem Lineal gezogen auf der vorgeschriebenen Gewichtskurve, nur eben in der nächsten höheren Gewichtsklasse. Swen schreit auch nicht mehr.

Aus dieser Geschichte kann man mehreres lernen. Zum Beispiel, dass man sich mit Hunger- und Sattheitsgefühlen nicht anlegen sollte. Zwar führt es nicht direkt zu einem Essproblem, wenn man weniger füttert, als das Kind eigentlich essen würde. Ein Schreiproblem ist allerdings auch keine Alternative!

Verlassen Sie sich auf Ihr Kind! Es spürt als Erstes, ob es hungrig ist. Es spürt auch als Erstes, wann es satt ist und genug hat. Was Ihr Baby aber brauchen kann, ist Ihre Bestätigung. »Ja, ich glaube dir, dass du hungrig bist«, »ja, ich verstehe, dass du satt bist.«

Wie viel muss ein Baby essen?

Ich hatte einmal einen sehr lieben Kollegen, ebenfalls ein Kinderarzt, der wie ich Nachtdienste im Krankenhaus machte. Nachtdienst bedeutet vierundzwanzig Stunden Dienst, und so nimmt man meist auch etwas zu essen und zu trinken mit zur Arbeit. Eines Tages, als mein Kollege mich ablöste, fiel mir auf, dass er drei prall gefüllte Säcke voll Nahrung mit sich schleppte. »Was willst du mit all dem Essen?«, fragte ich ihn. »Das ist mein Proviant!«, entgegnete er. »Okay, aber gleich drei Säcke??« Ich konnte es gar nicht glauben. Mein Kollege war nämlich keinesfalls dick. Ganz im Gegenteil!

Umgekehrt habe ich eine Freundin, die seit jeher mit ihrem Gewicht zu kämpfen hat. »Ich brauche ein Stück Schokolade nur anzuschauen«, pflegt sie zu sagen, »schon habe ich wieder ein Kilo oben!« Auch das konnte ich anfangs nicht glauben.

Die Wissenschaft ist bei diesem Thema etwas weitergekommen. Es ist keineswegs nur die Essensmenge und Kalorienanzahl allein, die für das Gewicht verantwortlich ist. Ebenso wie bei der Wirkung von Medikamenten spielt auch bei der Gewichtszunahme eine Rolle, wie der Körper und dessen Stoffwechsel die zugeführten Stoffe verarbeitet. Hier gibt es zweifellos beträchtliche individuelle Unterschiede.

Bei Babys ist das nicht anders. Zwar gibt es empfohlene Trink- und Essmengen. Aber diese Mengen sind eben nur durchschnittliche Angaben. So, wie viele Werte und Parameter der Kinderheilkunde – zum Beispiel Gewicht, Blutbild oder Blutdruck – nur Durchschnittsangaben sind. Was die empfohlenen Essmengen betrifft, liegt man damit nicht wirklich falsch. Aber ob man damit bei einem bestimmten Kind wirklich richtig liegt, zeigt einem erst das Kind selbst.

Über Schreibabys, die in den ersten Monaten eventuell etwas mehr als die empfohlene Menge trinken wollen, habe ich weiter oben am Beispiel von Swen bereits berichtet. Ebenso gibt es aber auch Kinder, die mit weniger als der empfohlenen Menge auskommen. Wirklich aussagekräftig ist also nicht die Trinkmenge, sondern der Gewichtsverlauf.

Die empfohlenen Mengenangaben auf den Packungen der Milchnahrungen können immer wieder beträchtliche Verwirrung stiften. Wichtig in dieser Hinsicht ist vor allem, dass Sie sich an das dort angegebene Verhältnis von Wasser und Pulver halten. Regelmäßig ein bisschen mehr Pulver – weil man es doch gut meint! – kann für Ihr Baby äußerst ungesund sein. Die erhöhte Konzentration kann sowohl die Nieren belasten als auch zu relativem Flüssigkeitsmangel führen. Trinkt Ihr Baby von der richtig zubereiteten Nahrung aber weniger, als auf der Packung geschrieben steht, so können Sie sich entspannen. Passt das Gewicht und ist das Kind zufrieden und gesund, so besteht kein Grund zur Sorge.

Manche Kinder haben auch einen Drei-Tages-Rhythmus. Zwei Tage essen sie relativ geringe Mengen und jeweils am dritten Tag eine Riesenportion. Nicht die Essensmenge an sich, sondern die Gewichtszunahme pro Woche und später pro Monat gibt Auskunft über die angemessene Menge. Bitte kontrollieren Sie das Gewicht Ihres Kindes aber nicht selbst. Überlassen Sie das dem Kinderarzt.

Vergessen Sie (vorerst) die vorgeschriebene Portionsgröße. Eine lustvolle Kleinmahlzeit ist wertvoller als eine gestresste Vorschriftsportion. Bei einer lustvollen Kleinmahlzeit kann Ihr Baby nämlich ganz wichtige Erfahrungen machen: Dass man aufhören darf, wenn man nicht mehr mag, und dass Essen eigentlich doch angenehm ist. Damit sind Sie schon beim ersten Schritt zum gesunden Essverhalten. Die richtige Portionsgröße ergibt sich danach meist ganz von allein.

»Mein Baby hat keinen Hunger«

»Mein Kind hat einfach keinen Hunger!«, ist eine häufige Klage bei Fütterungsproblemen. Manchmal folgt leise die verunsicherte Frage: »Kann es das überhaupt geben, dass man keinen Hunger spürt?«

Jein. Eigentlich nicht. Die Fähigkeit, Hungergefühle wahrzunehmen, ist angeboren. Zwar kann bei Hunger der Magen knurren und die Verdauung angeregt werden, trotzdem ist Hunger doch eine zentral gesteuerte Funktion. Hunger sitzt im Gehirn!

Die Fähigkeit, Hunger zu spüren, kann aber gestört und irritiert werden. Erwachsene, die fasten oder Hungerdiäten über längere Zeit durchhalten, kennen das. Wird das Hungergefühl übergangen, kann es einem vor Hunger übel werden. Eine solche hungerbedingte Übelkeit kann sogar so groß werden, dass man zunächst gar nicht mehr essen will und einem so paradoxerweise – vor Hunger – der Appetit vergangen ist. Natürlich hält dieser Zustand nicht lange an und bald wird eine neuerliche Hungerattacke an die notwendige Mahlzeit erinnern.

Wird Hunger allerdings wiederholt übergangen, so tritt das Phänomen des verminderten Hungerempfindens auf. Fastende schildern es meist ab dem dritten Fastentag. Der Körper schaltet auf ein Notprogramm um. Wird weiterhin nicht gegessen, versucht der Körper Energie zu sparen. Der Herzschlag wird verlangsamt, der Blutdruck gesenkt, die Darmtätigkeit wird reduziert. Alles Unnötige wird heruntergefahren. Läuft dieses Sonderprogramm, so kommt der Mensch mit weit weniger Nahrung aus als sonst. Kleinste Bissen werden bis auf ihren letzten möglichen Bestandteil verwertet. Dieses Notprogramm ist von der Natur sehr klug eingerichtet. Denn es garantiert das Überleben auch in Zeiten von Hungersnöten. So kommt der Mensch erstaunlich lange mit sehr wenig Nahrung aus, vorausgesetzt er nimmt genug Flüssigkeit zu sich.

Natürlich gilt das alles auch für Babys und Kinder. Auch bei ihnen kann dieses Notprogramm aktiviert werden. Auch sie können dann über lange Zeit mit sehr geringen Nahrungsmengen auskommen. Trotzdem unterscheiden sich Kinder von Erwachsenen in einem sehr entscheidenden Punkt. Sie sind noch im Wachstum. In Hungerszeiten ist Wachstum allerdings purer Luxus. Bei Kindern spart der Körper auch hier ein. Sie wachsen nicht mehr, nehmen nicht mehr zu. Ihre Entwicklung verzögert sich.

Hunger ist also nicht immer da und kann auch wieder vergehen. Wann also ist der richtige Zeitpunkt zu füttern? Ganze Generationen von Mütterrunden und unzählige Ernährungsratgeber haben sich dieses Themas angenommen. »Regelmäßige fixe Essenszeiten« verlangen die einen. »Füttern Sie Ihr Baby, wann es hungrig ist«, ist der Tenor der anderen. Jede Seite hat durchaus sinnvolle Argumente. Trotzdem ist Fundamentalismus in dieser Hinsicht wenig hilfreich. Weder soll man ein hungriges Baby warten lassen noch von einem nicht hungrigen Baby verlangen, dass es brav seine Mahlzeit einnehmen soll. Betrachtet man »Füttern« als gemeinsames Projekt, so sollte man auch eine gemeinsame Lösung finden. Speziell bei Kindern mit Fütterungsproblemen kann das aber schwierig werden. In fortgeschrittenen Fällen zeigen solche Babys ihren Hunger unter Umständen nur sehr verschlüsselt und missverständlich. Manche weinen gar nicht, wollen stattdessen aber vermehrt herumgetragen werden, begnügen sich mit dem Schnuller oder wirken nur müde. Hier erst die Mahlzeit vorzubereiten oder erst zu servieren, wenn das Baby diese höchst widersprüchlichen Zeichen gibt, ist deshalb auch keine Lösung. Wie man im Fall von Sarinas Stillstreik lesen konnte, müssen aber auch deutliche Hungerzeichen noch lange nicht bedeuten, dass das Baby das Angebot auch annimmt. Diese Doppelbödigkeit ist ja Teil des Problems! Bei Fütterungsproblemen gilt deshalb die Devise: Machen Sie zumindest regelmäßige Fütterungs*angebote*. Bieten Sie in dem Alter entsprechenden zeitlichen Abständen Nahrung an. Wobei mit »anbieten« hier wirklich anbieten, im Sinne von Angebot und Meinung einholen, gemeint ist. Es ist nicht mit einer feststehenden Mahlzeit gleichzusetzen!

Babys können noch nicht sprechen. Damit sie ihren Eltern ein Zeichen oder einen Hinweis geben können – zum Beispiel hinsehen oder hinwenden –, sollte Nahrung deshalb zumindest für sie sichtbar und erreichbar sein. (Im Kapitel »Entwicklung« ab S. 63 werde ich auf die Besonderheiten der Hungersignale der einzelnen Altersgruppen näher eingehen.)

Es gibt noch einen Grund, warum verlässliche, regelmäßige Fütterungs*angebote* (nicht Mahlzeiten!) sinnvoll sind: Den missverständlichen Hungerzeichen des Babys entsprechend gibt es nämlich auch eine spiegelbildliche Eltern-Variante dieser Doppelbödigkeit: Speziell bei schon fortgeschrittenen Fütterungsproblemen kann der paradoxe Fall eintreten, dass Eltern auch deutliche Hungerzeichen ihres Babys missinterpretieren und sogar – übersehen. Auf gewisse Weise ist dies nachvollziehbar. Wer hauptsächlich mit der Sorge »Wird mein Kind etwas essen?« beschäftigt ist und dabei schon so oft enttäuscht wurde, kann sich manchmal gar nicht vorstellen, dass ein gewisses Signal des Babys jetzt wirklich »Hunger!« und »ich will essen« heißen könnte.

Die Vier-Schritte-Mahlzeit

Bei Mahlzeiten gibt es zwischen Babys und Eltern einen grundlegenden Unterschied. Die Eltern haben ein Ziel. Das Baby nicht unbedingt. Üblicherweise verstehen Eltern unter einer Babymahlzeit die Zeit, in der sie ihr Baby füttern. Es gibt hier keine weiteren Unterteilungen. Auch verstehen Eltern unter einer »Mahlzeit« meist eine bestimmte Menge und Portionsgröße. Aus Erfahrung wissen sie oft auch schon die Zeitdauer, die ihr Kind für diese Portion benötigen wird: »so und so viele Minuten für ein Gläschen« oder »so und so viele Minuten für ein Fläschchen«. Vieles ist genau berechnet und geplant. Solche Portionen pro Tag, multipliziert mit den Mahlzeiten pro Tag, ergeben die Tageskalorienmenge. Und wenn das Kind diese zu sich nimmt, kann es wachsen, gesund bleiben und sich gut entwickeln. Eine Mahlzeit ist also zielgerichtet. Es gibt klare Erwartungen daran – zumindest aus Sicht des Erwachsenen.

Die Sicht des Babys ist aber eine ganz andere. Eine Mahlzeit ist die Zeit, die es mit seinen Eltern – diesmal nur eben essend (oder nicht essend) – verbringt. Für das Baby gelten weiterhin die gleichen Spielregeln und Bedürfnisse wie auch in anderen Situationen des Tages. Auch während der Mahlzeiten will das Kind seine Fähigkeiten anwenden. Je nach Alter und Entwicklungsstand will es auch hier Neues erlernen, es will Spaß haben und mit seinen Eltern beisammen sein.

Normalerweise ist es nicht notwendig, über Mahlzeiten nachzudenken. Hat man allerdings ein Essproblem mit seinem Baby, lohnt es sich sehr, sich den Ablauf einer solchen »Mahlzeit« einmal genauer anzuschauen. Es mag ungewohnt klingen, aber der Ablauf einer Mahlzeit folgt einer Art Logik. Normalerweise beinhaltet eine Mahlzeit nämlich vier Abschnitte. Da gibt es einmal die Zeit der Vorbereitung, dann das erste Kosten. Danach erst erfolgt das eigentliche Füttern. Und zu guter Letzt stellt sich dann noch die Frage, wie und wann man eine Mahlzeit beendet.

Viele »rätselhafte« Essprobleme von Babys und Kleinkindern basieren darauf, dass diese Reihenfolge nicht beachtet wurde. Manchmal zeigen sich auch typische Schwierigkeiten bei einem bestimmten dieser Schritte. Jedenfalls sollte man sie sich sehr genau anschauen. Wann während der Mahlzeit zeigt Ihr Baby den ersten Protest? Wird es schon bei der Vorbereitung ungehalten, nämlich wenn Sie es in die Essposition bringen, zum Beispiel in den Arm nehmen oder auf den Hochstuhl setzen? Oder beginnt es zunächst mit dem Essen bei bestem Appetit, der aber nach wenigen Schlucken oder Bissen wieder vergeht? Wird Ihr Kind erst gegen Ende der Mahlzeit missgelaunt und isst nicht auf?

Ihr Baby kann Ihnen wichtige Hinweise zur Lösung des Essproblems geben, wenn Sie genau den jeweiligen Zeitpunkt des Beginns seines Missbehagens beachten.

Schritt eins: Vorbereitung

Noch lange bevor des Essen serviert wird, wissen wir Erwachsenen, dass wir bald essen werden. Wir schauen auf die Uhr. Wann ist Mittagspause? Wann kommt der Partner nach Hause? Wir wissen meist auch schon lange vor der Mahlzeit, was uns am Esstisch erwartet. Wir fragen »Was gibt's denn heute?« oder riechen vielleicht schon unser Lieblingsgericht. Wird uns etwas Unbekanntes vorgesetzt, fragen wir: »Was ist das?« Und im Restaurant können wir auf der Speisekarte sogar genau aussuchen, worauf wir gerade Appetit haben. Erwachsene sind also schon lange *vor* der Mahlzeit auf diese vorbereitet. Wir wissen, ob es salzig sein wird oder süß. Ob wir löffeln oder schneiden werden. Wir wissen genau, was uns erwartet.

Dann werden Vorbereitungen getroffen, der Tisch gedeckt, Geschirr hergerichtet. Je nach Hunger und Menüplan läuft uns unter Umständen schon das Wasser im Mund zusammen. Unser Körper beginnt sich vorzubereiten. Nicht nur die Säfte im Mund vermehren sich. Auch die Produktion der Verdauungssäfte läuft auf Hochtouren. Der Magen knurrt. Denn Verdauung beginnt schon lange vor der Mahlzeit. Eine Mahlzeit beginnt also – im Kopf.

Auch für die Mahlzeit eines Babys gilt die Maxime: Die Vorbereitung ist fixer Bestandteil des Events. Denken Sie an Vorbereitungen vor dem Schlafengehen oder Vorbereitungen vor einer Einladung. Vor Weinachten dauert die Vorbereitungszeit sogar vier Wochen! Vorbereitungen sind Handlungen, die notwendige Voraussetzungen und Bedingungen für Kommendes schaffen. Durch vorbereitende Handlungen verändern wir nicht nur äußere Umstände. Auch innerlich machen wir uns im wahrsten Sinn des Wortes »bereit«. Wir können uns innerlich einstimmen. Wir sind vorbereitet. Der erwartete Besuch überrascht uns nicht und ebenso wenig

Weihnachten. Auch zu Bett gehen wir schließlich nicht plötzlich und unerwartet.

Bei der Mahlzeit des Babys ist das nicht anders. Innerlich eingestimmt und ausreichend vorbereitet, isst es sich gleich viel besser. Ausreichend vorbereitete Babys können Nahrung besser verwerten. Wie das funktioniert? Auch der Körper bereitet sich vor! Ebenso wie bei Erwachsenen wird die Botschaft vom Gehirn an den Körper weitergeleitet und verändert dort Körperchemie und -funktionen. Das Verdauungsprogramm wird angeworfen, Speichel und Verdauungssäfte werden produziert. Ist die Nahrung eingespeichelt, geht der Schluckakt gleich viel leichter vor sich. Genauso ist es mit den Darmbewegungen, der Peristaltik.

Manchmal ist aber nur eine vorbereitet, nämlich die Mutter. Sie hat die Mahlzeit ja zubereitet. Wie aber wissen Babys und Kleinkinder, wann es so weit ist? Sie beobachten und ziehen daraus ihre Schlüsse. Könnte man sie befragen, würden sie vielleicht antworten: »Immer dann, wenn Mutter ihre Brust frei macht« oder »wenn sie sich in einen bestimmten Sessel setzt« oder »wenn sie mit dem Teller kommt«. Meist haben Babys aber deutlich weniger Zeit zur inneren Vorbereitung zur Verfügung als ihre Mütter. Diese haben ja schon längst *vor* ihren Handlungen über die kommende Mahlzeit nachdenken können.

Wenn man bedenkt, dass Babys zusätzlich noch eine längere Reaktionszeit als Erwachsene haben, so kann daraus leicht ein Problem entstehen. Das Kind holt die ihm fehlende Vorbereitungszeit dann nämlich während der Mahlzeit nach. Es verzögert den Beginn. Es scheint, als würde es nicht essen wollen. Dabei sind Mutter und Kind nur verschieden getimt.

Was kann man dagegen tun? Kann man einem Baby bei der Vorbereitungszeit helfen? Ja, man kann.

Ein »Magst du was essen?«, »hungrig?« oder: »So, ich mache jetzt die Flasche«, schon zu Beginn der Zubereitung zu sagen, könnte so eine Hilfe sein. Sie geben dem Kind dadurch auch ein akustisches Signal. Selbst wenn Ihr Baby anfangs den Wortlaut und den Zusammenhang noch nicht versteht, so wird es diesen doch in Kürze gelernt haben. Besonders wenn Sie immer den gleichen Tonfall und die gleichen Worte verwenden.

Bei einer Flaschenmahlzeit können Sie Ihrem Kind vorher die Flasche zeigen. Auch die Flasche vor dem Anbieten von seiner Hand berühren oder halten zu lassen, ist eine gute Sache. (Allerdings nur wenn Ihr Baby die Hand danach ausstreckt und sich über die Verzögerung nicht ärgert.)

Ihr Kind bewusst auf Veränderungen vorzubereiten, ist auch bei vielen anderen Situationen während des Tages sinnvoll. Sagen Sie ruhig »Gehen wir wickeln?« vor dem Windelnwechseln oder »Komm zu mir!« vor dem Hochnehmen, dadurch vermeiden Sie Überraschungen und Stress. Vor allem irritierbare Kinder profitieren davon. Wenn Sie sich also angewöhnen, Ihr Baby auf die nun bald kommende Mahlzeit einzustimmen, hat es ausreichend Zeit, sich vorher darauf einzustellen. Sie müssen dann nicht während der Mahlzeit erst auf die Bereitschaft Ihres Babys warten.

Bestehen schon Essprobleme, könnte Babys Antwort auf die Frage, wann Essenszeit ist, aber auch lauten: »Immer, wenn Mutter diesen ernsten Blick aufsetzt und nicht mehr zurücklächelt« oder »wenn sie schweigsam wird«. Denn auch das beobachten Babys und ziehen ihre Schlussfolgerungen daraus. Schon mit wenigen Wochen nehmen Kinder aufmerksam die emotionalen Reaktionen ihrer Eltern wahr. Eine unheilschwangere Stimmung zu verbreiten, mag zwar verständlich sein, ist aber natürlich höchst kontraproduktiv. Bei fortgeschrittenen Fütterungsproblemen ist diese angespannte Grundstimmung Teil der Eigendynamik, die das Essproblem laufend vergrößert.

Bemühen Sie sich also um eine gute Atmosphäre! Versuchen Sie bei der Mahlzeit genauso zu sein, wie Sie es auch in stressfreien Situationen mit Ihrem Baby sind! Fühlen Sie sich fröhlich und gelöst beim Wickeln oder Baden oder Spielen mit Ihrem Kind? Dann nehmen Sie sich selbst als Modell. Versuchen Sie genau diese Stimmung mit hinüber in die Esssituation zu nehmen.

Auch Kinderärzte kennen den Zusammenhang zwischen der Gefühlslage der Mutter und der ihres Babys. Auch Kinderärzte müssen Babys manchmal vorbereiten, zum Beispiel auf eine körperliche Untersuchung. Wollen Sie kein weinendes Kind untersuchen, so ist angeraten, vor allem die Mutter in eine entspannte Stimmung zu bringen. Denn wenn die Mutter lächelt und locker ist – so Babys Schlussfolgerung –, kann die Situation wohl nicht so schlimm sein.

Umgekehrt gibt es – so paradox es klingt – auch zu lange Vorbereitungszeiten. Bei weit fortgeschrittenen Essproblemen kann auch das umgekehrte Phänomen eintreten. Das Baby brüllt schon vor Hunger. Erst jetzt wird aber gemächlich begonnen die Nahrung herzurichten. Was auf den ersten Blick schwer verständlich scheint, erklärte mir einmal eine Mutter so: »Ich bin so froh, dass er endlich einmal Hunger zeigt, dass ich das fast irgendwie auskosten möchte.« So verständlich diese Erklärung auch ist, mit dieser Haltung kann ein Essproblem nicht verringert werden. In der Vorbereitungszeit soll ein Baby nicht weinen müssen. Tut es das doch, sollte es getröstet werden. Manchmal reicht es, das Kind hochzunehmen oder einen »Gruß aus der Küche« anzubieten. Das heißt, zur Überbrückung ein Teefläschchen oder Schnuller oder schon ein Stückchen vom Familientisch zu reichen.

Abgesehen von guter Atmosphäre und Einstimmung des Kindes fällt in die Vorbereitungszeit auch Praktisch-Organisatorisches. Was für Utensilien werden für die Mahlzeit gebraucht werden? Lätzchen? Auch die Frage der Position, wo und wie die geplante Mahlzeit überhaupt stattfinden soll, ist so bedeutungsvoll, dass ich ihr einige Abschnitte des Buches (siehe S. 72) gewidmet habe.

Für die Vorbereitungszeit ganz allgemein gilt: Sie kann auch lange dauern. Babys benötigen für ihre Vorbereitung manchmal sogar mehr Zeit als ein Erwachsener. Fütternde Eltern sollten das einkalkulieren! Die Vorbereitung endet erst mit dem ersten Kosten.

Schritt zwei: Erstes Kosten

Kosten heißt – kosten. Das heißt, etwas zu probieren, etwas zu versuchen. Es heißt noch lange nicht essen und schon gar nicht, dass man sich gleich den Bauch vollschlägt. Je weniger man weiß, was einem serviert wird, umso deutlicher muss man kosten. Umgekehrt gilt: Je genauer man etwas kennt, umso weniger muss bewusst gekostet werden. Das gilt auch bei Erwachsenen, und vor allem bei immer gleichartig abgepackter, vorgefertigter und dadurch meist identisch schmeckender Nahrung. Bei selbst Zubereitetem wird meist bewusster vorgekostet, denn es ist geschmacklich variationsreicher.

Obwohl auch Muttermilch je nach Ernährungsplan der Mutter geschmacklich variiert, wird das bewusste Kosten des Kindes erst richtig zum Thema, wenn es um feste Nahrung geht. Es ist ja eine neue Welt, die sich dem Baby mit Beginn der Löffelfütterung eröffnet. Es ist die Welt der verschiedenen Geschmacksrichtungen! »Wird der orange Brei wieder so schmecken wie der von gestern? Schmeckt es von einem anderen Löffel anders? Kenne ich diesen Geschmack schon?« Die neue Welt eröffnet auch tausend neue Fragen. »Nur schade, dass Mama das nicht ebenso spannend findet!«

Einer der grundlegendsten Unterschiede und eines der grundlegensten Missverständnisse zwischen Erwachsenen und Babys betrifft die Bedeutung dieses Kostens. Man muss bedenken: Das Baby liest erst jetzt die Speisekarte! Erwachsene haben Worte für ihre Nahrung. Selbst in Restaurants mit Überraschungsmenü, wo es keine Speisekarte gibt, wird der Kellner während des Servierens mit Worten erklären, was das ist, was Sie jetzt gleich essen werden. Bei Babys reicht das nicht aus. Sie müssen erst kosten!

Um sich als Erwachsener in die Situation eines Babys einzufühlen, müsste man sich vorstellen in einem fernen Land wie zum Beispiel Neuguinea zu einem Festessen eingeladen zu sein. Höchst seltsame Dinge werden serviert. Wie gerne würden Sie sich so etwas »Unbekanntes« einfach so in den Mund stecken lassen? Würden Sie gleich loslegen mit dem Essen? Nein, das würden Sie wahrscheinlich nicht. Eher würden Sie ebenso wie ein Kleinkind vorgehen. Zuerst schauen und beobachten. Was machen die anderen mit dieser Nahrung? Welches Gesicht machen sie beim Essen? Und wie wird gegessen? Sie würden vorsichtig prüfen, imitieren und erst zu allerletzt – vorsichtig kosten. Was ist das überhaupt? Erinnert mich das an etwas Bekanntes? Mag ich das überhaupt?

Aus der Erwachsenenwelt gibt es für Ihr Kind ein durchaus brauchbares Modell – nämlich die Reihenfolge der Weinverkostung. In guten Restaurants wird bei der Bestellung einer ganzen Flasche Wein dem Gast vor dem definitiven Einschenken die Flasche *gezeigt*, der Name des Weines *gesagt*, ein kleiner Probeschluck *eingeschenkt* und die Reaktion des Gastes *abgewartet*. Wunderbar!

Diese Reihenfolge (nicht den Wein!) können Sie eins zu eins so übernehmen.

Die »Vorarbeiten« können verkürzt werden, wenn Sie Ihrem Kind den Tellerinhalt zeigen und die Nahrung benennen. Als Nächstes beobachten Sie die Reaktion und warten ab. Gibt Ihnen Ihr Baby ein Zeichen, dass Sie weitermachen können? Öffnet es den Mund? Rückt es näher? Im Unterschied zu unserem Gast, der zumindest weiß, dass er Wein vorgesetzt bekommen wird, erfährt ein Baby nämlich erst *jetzt* den heutigen Menüplan. Gestern schmeckte der orange Brei noch nach süßer Aprikose, heute wird daraus Spaghetti Bolognese. Da kann man sich schon wundern. Unser Gast wäre auch verblüfft, wenn statt des erwarteten Weines Zitronenlimonade im Glas wäre.

Schritt drei: Die eigentliche Mahlzeit
Richtig. Erst an dritter Stelle steht die eigentliche Mahlzeit! Jetzt erst geht es los. Aber halt! Hat Ihnen Ihr Baby schon ein Zeichen dafür gegeben? Hat es den Mund geöffnet, ist es näher gekommen? Oder hat es stimmliche Signale gegeben?

Bei diesem Teil der Mahlzeit kommt es darauf an, sich miteinander abzustimmen. »Mein Kind beginnt wunderbar zu essen, und dann, plötzlich, nach fünf Löffeln ist Schluss«, sagen Eltern manchmal und sind enttäuscht, dass die verspeiste Portion dann doch zu klein war. Davon kann das Kind doch nicht satt sein! Meist sehen das die Eltern vollkommen richtig.

Beim eigentlichen Füttern kommt es sehr auf Tempo und Pausen an. Auch unter Erwachsenen gibt es große Unterschiede im Esstempo. Beim Füttern muss man sich jetzt miteinander abstimmen. Sind Sie selbst ein Schnellesser? Was, wenn Ihr Baby aber zu den Langsamessern gehört? So ernten Eltern oft Zurückweisung, wenn sie einem Kind, das noch den Mund vom letzten Bissen voll hat, bereits den nächsten verabreichen wollen. Zu schnell! Dabei wäre so etwas absehbar. Nicht nur der Erwachsene schluckt hinunter, bevor er den nächsten Bissen macht. Natürlich auch ein Baby.

Wie kann man sich absprechen ohne Sprache? Wer gibt wem Zeichen? Bevor Kinder sprechen lernen, ist ihre angeborene Sprache die Körpersprache. Sie sprechen sie selbst fließend. Aber sie verstehen auch jedes (nicht ausgesprochene) Wort. Ganz ohne Worte kann es so manchmal sogar auf Millimeter ankommen. Das Baby wendet leicht den Kopf, um anzuzeigen: »Noch nicht, bin noch nicht bereit.« Der Löffel oder die Flasche reist aber die gleiche Strecke mit dem Kopf mit. »Ich nehme nicht zur Kenntnis, dass du noch nicht bereit bist«, heißt das übersetzt. Verständlich, dass das Baby nun grantig wird und sich völlig abwendet: »He, hast du mich nicht verstanden? Ich meinte: jetzt nicht!«, bedeutet Babys Verhalten jetzt in Worte übersetzt. Babys können sich genauso ärgern wie Erwachsene! Für den Appetit ist das gar nicht förderlich. Nehmen Sie Ihr Baby also ernst! Es meint, was es »sagt«. Wenn Sie seine Signale respektieren, haben Sie gute Chancen, dass es eine Minute später selbst zurückkommt und Ihr Angebot – nur leicht zeitverschoben – sehr wohl annimmt. Nicht nur die Mahlzeit beginnt im Kopf, sondern auch jeder einzelne Bissen.

Den Löffel oder die Flasche ansehen heißt: »Na was ist? Wann geht es weiter?« Vom angebotenen Löffel oder von der präsentierten Flasche wegschauen heißt zumindest »jetzt unerwünscht«.

Wenn Sie bei jedem Bissen ein »Ja« abwarten, sind Sie auf dem sichersten Weg. Fehlt ein solches »Ja«, so heißt das eigentlich schon: »Nein, danke«. Eine fehlende Zustimmung ist also das subtilste »Nein«, das Ihnen Ihr Baby signalisieren kann.

Gibt es kein Essproblem und hat das Kind die Erfahrungen machen können, dass seine »Neins« im Allgemeinen prompt respektiert werden, so braucht man dieses Thema nicht überzubewerten. Besteht aber ein Essproblem, sind Eltern gut beraten, genauestens auf ihr Kind zu hören. Dabei haben Eltern – meiner Erfahrung nach – weniger ein Problem damit, ihr Baby richtig zu verstehen. Eher liegt der Konflikt darin, dass sie ihm oft nicht zutrauen, für sich selbst schon so kompetent zu sein. Eltern wagen es manchmal nicht, ihr Baby beim (gezeigten) Wort zu nehmen.

Grundsätzlich sollte jedem Bissen oder jedem Schluck ein deutliches »Ja« vorausgehen. Denn erst wer deutliche »Jas« kennt, versteht auch ein »Nein« richtig zu deuten.

Erwachsene essen unter Umständen mehrere Gänge hintereinander. Suppe, Hauptspeise und Nachtisch. Zwar wollen wir keine Suppe mehr, für die Hauptspeise haben wir aber noch Platz. Sind wir satt mit der Hauptspeise, geht aber noch ein kleiner Nachtisch. Interessanterweise haben wir von jedem Gang nach einiger Zeit genug, aber durchaus noch Interesse für den nächsten Gang. Bei Fütterungs- und vor allem Gedeihproblemen kann man sich dieses Phänomen zunutze machen. Bieten Sie diejenige Speise, die Ihr Kind am ehesten mag, allerdings eher zum Schluss an. Achtung! Beim jeweils nächsten Gang beginnt auch wieder das Verkosten des (nun wieder) ersten Bissens. Nutzen Sie den Wert und den Reiz des Neuen. Abräumen und Neues servieren macht die Sache für Ihr Baby gleich viel spannender. Außerdem: Auch bei Erwachsenen stehen die drei Gänge selten gleichzeitig auf dem Tisch! Es würde uns eher verwirren, schon die Torte zu sehen, während wir noch die Suppe löffeln.

Da sich Babys schnell weiterentwickeln, ist der Teil der »eigentlichen Mahlzeit« auch jener, der sich ebenso schnell mitverändert. Babys wollen ihre Fähigkeiten einsetzen! Einen Löffel selber zu führen, eine Flasche selber halten zu können, sind Marksteine dieser Weiterentwicklung. Gleichzeitig gibt es kaum ein im wahrsten Sinn des Wortes »lohnenderes« Gebiet als Essen, um neue Fähigkeiten auch zu erwerben. Eigenhändiges Essen lernen ist fast wie Therapie. Der Lohn minutiöser Feinmotorik und Koordination landet hier – geradewegs im Mund. Wo noch kann Erfolg so köstlich sein?

Schritt vier: Beenden der Mahlzeit

Sattheit ist kein absoluter Begriff. Japaner haben dafür sogar verschiedene Vokabeln. Sie differenzieren zum Beispiel zwischen leicht gesättigt, gut gesättigt und pappsatt. Pappsatt gilt für Japaner als nicht gesund und gar nicht empfehlenswert. Und sie haben Recht. Sich so voll zu futtern löst meist auch ein gewisses Missbehagen aus. Wer – auch wenn es die Leibspeise war – über den Hunger hinaus zugegriffen hat, wird längere Zeit keinen Appetit mehr darauf haben.

In Europa haben Erwachsene gelernt, aufzuessen, was auf dem Teller ist. Das heißt, der leere Teller signalisiert das Ende der Mahlzeit. Aber wann ist ein Baby satt und wie zeigt es das? Das häufigste Signal ist den Kopf abzuwenden. Das kann aber verwirrend sein.

Denn während der Mahlzeit kann das Abwenden des Kopfes ja auch nur »mach mal eine Pause, nicht so schnell!« heißen. Am besten ist, Sie geben Ihrem Kind eine Pause und versuchen nach ein bis zwei Minuten nochmals ein Angebot. Auch Erwachsene werden gefragt: »Satt? Noch etwas gefällig?« »Nein, danke.« Und damit hat es sich.

Das Übergehen von Sattheitssignalen ist sehr problematisch, weil man damit schon wieder Anfangsschwierigkeiten bei der nächsten Mahlzeit heraufbeschwört. Besonders Eltern von Kindern mit Essproblem wollen allerdings so gerne »doch noch« etwas in Babys Mund füllen. Achtung: Speziell bei schon bestehenden Fütterungsproblemen ist es im Zweifelsfall besser, die Mahlzeit ein wenig zu früh als zu spät zu beenden. Gut möglich, dass Ihr Kind bei der folgenden Mahlzeit schon mehr Appetit zeigt. Nehmen Sie ein »Nein« sofort ernst und insistieren Sie nicht. Absehbare Zurückweisungen sollte man tunlichst vermeiden. Was als »Nein« verstanden wird, ist allerdings sehr unterschiedlich. »Ich höre immer auf, wenn mein Baby nicht mehr will«, kann auch heißen: Ich höre erst auf, wenn mein Baby massiv schreit und protestiert. Dabei geben Babys schon viel früher subtile Zeichen. Schon ganz kleine Babys können wunderbar »Ja« und »Nein« sagen. Was sie interessiert, schauen sie an. Sie wenden sich zu, strecken die Hände danach aus. Wenn sie etwas ablehnen, schauen sie weg, wenden den Kopf ab und den Körper, biegen sich durch. Im Extremfall wehren sie mit den Armen ab und beginnen zu schreien. Und was sie nicht interessiert, wird ignoriert. Das feinste Signal ist die Blickrichtung.

> Peilen Sie einmal nicht eine bestimmte Essensmenge an, sondern setzen Sie sich das Ziel, bei Ihrem Baby so wenige »Neins« wie möglich auszulösen. Sagt das Kind also »Nein«, sollte man es ernst nehmen. Bestenfalls kann man nach einer gehörigen Pause noch einmal erneut etwas anbieten. Bei einem neuerlichen »Nein« sollte man die Mahlzeit aber wirklich beenden.

Ein praktisches Beispiel: Anjas erster Löffelversuch

Wem die bisherigen theoretischen Ausführungen zu trocken waren, für den beschreibe ich nun eine Vier-Schritte-Mahlzeit aus der Praxis. Es handelt sich dabei um ein krankes Kind mit schon vorher bestehender Essproblematik. Umso genauer nehmen wir hier die vier Schritte!

Anja war mit Schwierigkeiten zur Welt gekommen und musste von Anfang an über eine Sonde ernährt werden. Sie konnte anfänglich weder saugen noch schlucken. Mit vier Monaten schafften wir es schließlich, sie von der Sonde zu entwöhnen. Nach einem Monat wurden ihre Trinkmengen aber wieder kleiner. Was war los mit ihr? Was konnten wir tun? Gemeinsam mit ihren Eltern entschieden wir uns für einen ersten Löffelversuch.

Vorbereitung
Bewaffnet mit passierten Frühkarotten in einer bunten Schale und einem ebenso farbigen Löffel gehen wir in Anjas Zimmer, um sie zum allerersten Mal in ihrem Leben mit einem Löffel bekannt zu machen. Anja kann mit ihren fünf Monaten noch nicht sitzen, und so stellt sich zuerst natürlich die Frage, welche Position die beste ist. Liegen wäre nicht so gut, weil Anja dann von Schale und Löffel nur die Unterseite sehen und nicht hineinschauen könnte. Sowohl Beobachten als auch Greifen wären dadurch erschwert. Die Mutter weiß, dass Anja gerne bei ihr auf dem Schoß sitzt und sich dort wohlfühlt. Wäre das eine gute Position? Wunderbar. Auf Mutters Schoß sitzend wie in einem großen Lehnsessel, den Rücken angelehnt an Mutters Brust, überblickt Anja jetzt die Situation. Weder Schale noch Löffel scheinen sie allerdings besonders zu interessieren. Die Mutter hält ihr den Löffel mit den Frühkarotten unter die Nase, um sie daran riechen zu lassen. Anja ist davon absolut ungerührt. »Kein Interesse«, sagt ihr gelangweilter Blick. Auch das Klopfen des Löffels am Schalenrand nimmt sie nicht weiter zur Kenntnis.

Ich sitze vor ihr und muss mich zurückhalten, ihr den Geschmack der Frühkarotten nicht direkt auf die Lippen zu träufeln. Aber ich sage mir innerlich: Achtung! An die Schritte halten! Anja braucht ihre Zeit.

Erstes Kosten
Nach schier endlos währendem Desinteresse bewegt sich schließlich ihre Hand zum Löffel. Aber – schon lässt sie ihn wieder fallen. Doch nicht so interessant! Als sie mit zaghaften Lippenbewegungen beginnt, halte ich ihr die ganze Schale – zum besseren Riechen – unter die Nase. Auf dem Rand habe ich das Karottenmus verteilt. Anja machte selbst eine kleine Bewegung mit dem Kopf – und hat plötzlich Mus auf den Lippen.

Eigentliche Mahlzeit
Dann geht alles sehr rasch. Anja streckt beide Hände nach vorne und hält plötzlich die Schale fest. Sie presst die Schale an ihren Mund und versucht die Karotten einzusaugen. Anjas Tempo hat sich von null auf hundert beschleunigt. Ich kann das Mus gar nicht schnell genug mit dem Löffel an den Rand schaufeln. Anja schlürft und schlürft. Ich muss mich sogar beeilen, um ausreichend Karottennachschub zu bekommen. Damit haben weder Anjas Mutter noch ich gerechnet! Schließlich darf ich mit dem Löffel das Mus sogar auf Anjas Zunge rinnen lassen und ihr so etwas behilflich sein. Bei dieser allerersten Löffelmahlzeit verputzt das ehemals sondierte Baby ein halbes Gläschen auf einmal. Wir sind beeindruckt. Aber wann sollten wir aufhören? Als sie langsamere Mundbewegungen macht und inaktiver wird, frage ich: »So, machen wir Schluss?«, nehme die Schale an mich und stehe auf. Nie werde ich diesen blitzschnellen, direkten Blick in meine Augen vergessen, den sie mir daraufhin schickt. So hat sie mich noch nie angeblickt. So klar und direkt und ernst. Ist das Empörung? Natürlich bekommt sie ihre Schale zurück. Und wirklich – ein wenig will sie noch essen.

Ende der Mahlzeit
Als sie schließlich aufhört aktiv mit dem Mund zu schlecken, beenden wir diese erste Mahlzeit. Und nach meiner neuerlichen Frage: »Machen wir *jetzt* Schluss?«, schaut sie mich auch nicht mehr böse an.

Zweiter Puzzlestein: Die Entwicklung des Babys

Eltern wissen sehr wohl, dass ihr jetzt so kleines Baby irgendwann einmal groß und selbstständig sein wird. Heute müssen sie ihr Kind noch anziehen – in einigen Jahren wird es darauf bestehen, sich seine Kleidung selbst auszusuchen. Heute müssen Eltern ihr Kleinkind noch in den Kindergarten bringen – irgendwann wird es erstmalig alleine in Urlaub fahren. Auf die großen Veränderungen der Pubertät sind die meisten Eltern vorbereitet. Sie ahnen, dass es da möglicher- und erlaubterweise Schwierigkeiten geben wird. Man kann sich ja selbst noch an die Streitereien mit den eigenen Eltern erinnern. »Ich bin doch kein Baby mehr!«, war da der Tenor. Schulkollege Franz darf schon allein ins Kino! Nachbarstochter Susi bekommt mehr Taschengeld!

Für diese großen Schritte sind Eltern also meist gerüstet und gewappnet. Dass sich aber schon in den ersten drei Jahren und sogar schon im ersten Lebensjahr (!) ihres Babys so viele Veränderungen zutragen werden, darauf sind viele Eltern nicht wirklich vorbereitet.

Tatsache ist, dass Kinder im ersten Lebensjahr nicht nur am meisten an Gewicht zulegen (in Relation zum Körpergewicht) und das schnellste Längenwachstum zeigen. Sie machen in diesem Alter auch die am schnellsten aufeinanderfolgenden Entwicklungsschritte durch. Das kann manche Eltern ganz schön auf Trab bringen.

Die frühkindliche Entwicklung folgt einem fest vorgegebenen Plan. Nach und nach reifen bestimmte Gehirnareale. Dadurch entstehen neue Fähigkeiten und Möglichkeiten. Es entstehen dadurch aber auch neue Bedürfnisse! Da gibt es einmal die äußerlich sichtbaren Veränderungen. Sie werden von den Eltern meist begeistert aufgenommen und vom Kinderarzt gezielt abgefragt. Es sind die sogenannten Meilensteine der Entwicklung. Es gibt das erste Lächeln, das Sich-Umdrehen, das erstmalige freie Sitzen, die ersten Schritte.

Gleichzeitig mit diesen äußerlich klar wahrnehmbaren Meilensteinen spielen sich auch innerlich viele Veränderungen ab. Alle paar Wochen und Monate ergeben sich neue Themen, die das Baby nun hauptsächlich zu beschäftigen beginnen. Diese neuen Themen verändern gleichzeitig laufend das Zusammenspiel zwischen Eltern und Kind. Neue Spielregeln gelten und werden im Tagesablauf spürbar. Insbesondere wirkt sich das neue Zusammenspiel auch bei den täglich wiederkehrenden Mahlzeiten aus.

Für Eltern kann es schwierig werden, damit umzugehen. Ein wenig ist es wie die Bemühung, einen Radiosender nicht zu verlieren, während man auf der Autobahn unterwegs ist. Gerade war noch alles in Ordnung, plötzlich ist der Empfang schlechter geworden. Das Kind entwickelt sich. Es ist unterwegs. Und eben weil es unterwegs ist und nicht fix auf einem Platz bleibt, muss man den Sender immer wieder neu einstellen.

Die (Entwicklungs-)Reise des Babys beginnt im Mutterleib und führt mit der Geburt zu einer ersten Phase großer Umstellung. Jetzt muss es sich erst mit einer neuen Form der Körperlichkeit zurechtfinden. Nach und nach lernt es gezielt mit seinen Eltern in wechselseitige Beziehung zu treten. Mit dem Fortschreiten seiner motorischen und geistigen Fähigkeiten beginnt es sich schließlich auch immer mehr für seine Umgebung zu interessieren. Das Erforschen seiner Umwelt wird zur Grundlage späteren Wissens. Auf dem Weg zum Kleinkind muss das Baby schließlich seinen eigenen Willen erproben. Dazu muss es üben, sich zu entscheiden, und lernen, sich abzugrenzen.

»Meinen Körper kennenlernen« – 0 bis 8 Wochen

Die ersten Wochen im Leben eines Babys sind vor allem eine unglaubliche körperliche Umstellung. Vieles, was jetzt auf das Neugeborene einwirkt, erlebt es zum ersten Mal. Noch vor kurzem, im paradiesisch geschützten Mutterleib, war alles anders. Alle Sinnesreize waren gedämpft, es gab keine lauten Geräusche, kein gleißendes Licht. Selbst die Schwerkraft wirkt sich für das im Fruchtwasser schwebende Ungeborene anders aus. Nahrung und Sauerstoff wurden dort laufend über die Nabelschnur geliefert. Alles Notwendige kam direkt ins Blut. Essen war nicht notwendig. Selbst das Herz und der Blutkreislauf liefen anders. Weder Atmen noch Essen war notwendig. Hunger, Essen, Blähungen und Stuhldrang sind Mühsale des irdischen Lebens!

Zu all diesen neuen Körpergefühlen kommt noch hinzu, dass sich Neugeborene nur sehr beschränkt selbstgesteuert und gezielt bewegen können. Es sind vielmehr eine ganze Reihe von Reflexen, die den Körper noch regieren und bewegen. Das Baby benötigt Hilfe bei seiner Körperlichkeit. Es kann noch nicht selbstständig die richtige Position einnehmen. Es kann sich noch nicht umdrehen oder aufsetzen. Um ein Baby so einfühlsam, wie es das zu diesem Zeitpunkt benötigt, versorgen zu können, bedarf es einer großen Sensibilität. Wer jetzt das Baby versorgt, muss selbst fast ebenso sensibel werden wie das Baby. Meist ist es die Mutter, die jetzt »erfühlen« können muss, was ihr Baby braucht. Um diese Fähigkeit entwickeln zu können, benötigt sie selbst auch vieles von dem, was ihr Baby braucht. Dazu gehören Sicherheit, Versorgung, Feinfühligkeit und Respekt vor ihren wachsenden Fähigkeiten.

Aber auch Neugeborene sind nicht hilflos. In unzähligen Studien der Säuglingsforschung werden ihre ausgeprägten Fähigkeiten, mit denen sie von Natur aus ausgerüstet sind, hervorgehoben. Neugeborene können weit mehr als nur laut schreien. Auch über das Essen wissen sie bereits eine Menge. Trotzdem kann es anfangs zu unvorhergesehenen Schwierigkeiten kommen.

> Als die kleine **Lara** zur Welt kommt, ist ihre Mutter überwältigt. So kleine Hände, so kleine Füße, die Zehen so winzig! Alles scheint Laras Mutter in sich aufsaugen zu wollen. Diesen feinen Mund und die dunklen Haare, den Geruch!
> Aber als sie Lara mit Hilfe der Hebamme an die Brust legt, tut Lara etwas Unerwartetes: Sie saugt nicht. »Sie wird noch müde sein«, meint die Hebamme, »wir werden es später noch mal versuchen.« Aber auch später und am nächsten Tag macht Lara keine Anstalten zu trinken. Zwar

reagiert sie auf die dargebotene Brust mit leichtem Saugen, aber ihr Saugen ist viel zu schwach.

Die nächste Nacht schläft Laras Mutter schlecht. Ihr Baby kann nicht trinken! Was soll das eigentlich heißen: Kann nicht trinken? Man muss doch trinken können! Wenn man keine Nahrung zu sich nehmen kann, dann ...

Laras Mutter spürt Angst in sich aufsteigen. Ist ihr Baby in Gefahr? Sie nimmt Lara und geht, so schnell sie kann, hinüber zur Nachtdienstschwester. Die nächsten Tage sind mit Sorgen, Untersuchungen und Fütterungsversuchen ausgefüllt. Der Kinderarzt versucht die Mutter zwar zu beruhigen und meint, Lara sei vielleicht noch etwas unreif, das heißt möglicherweise eine Spur zu früh zur Welt gekommen – aber hat er wirklich alles untersucht? Vielleicht ist Lara krank?

Nein. Lara ist Gott sei Dank nicht krank. Das Saugen an der Brust funktioniert zwar nicht, aber mit der tatkräftigen und routinierten Hilfe der Kinderschwestern hat sie schließlich begonnen, aus der Flasche zu trinken. Als Mutter und Kind aus dem Krankenhaus entlassen werden, scheinen sich die Probleme gelöst zu haben. Oder doch nicht? »Gott sei Dank! Sie ist ja *doch* gesund!«, sagen Freunde, und die Großeltern sind erleichtert. Doch Laras Mutter schweigt. Sie ist sich nicht so sicher. In ihrem Herzen ist die Botschaft noch nicht angekommen. Ein Schatten fällt auf ihr neues Leben. Sie wird wachsam bleiben.

Auf der Wochenbettstation wurde Laras Mutter nicht nur gezeigt, wie man die Flasche zubereitet und sauber hält. Sie konnte auch genau zusehen, wie die Kinderschwestern Lara die Flasche verabreichten. Die meisten hielten Lara gerade vor sich und stützten deren Kopf mit der Hand. Dann kreisten sie leicht mit dem Sauger auf Laras Lippen und schoben ihn vorsichtig weiter, bis sie einen guten Mundschluss hatte. Wenn Lara den Kopf zur Seite drehte, bewegten sie die Flasche leicht mit, damit sie sie nicht verlor. In den ersten Wochen zu Hause funktioniert das auch noch gut. Doch zunehmend beginnt die Flaschenfütterung schwierig zu werden. Lara wird bei den Mahlzeiten unruhig, dreht sich vermehrt weg oder biegt sich nach hinten durch. Auch mit den Händen kommt sie der Flasche laufend in die Quere. Lara schreit viel. Manchmal erbricht sie auch.

Neugeborene und kleine Babys sind von der Natur für die Brusternährung, für das Gestilltwerden, ausgerüstet. Werden sie mit der Flasche ernährt, darf man diese Tatsache nicht vergessen. Das betrifft nicht nur die Saugtechnik, nämlich das Drücken der Zunge an den Gaumen, sondern auch schon das Auffinden der Nahrungsquelle. Babys haben nämlich einen ausgezeichneten Geruchssinn. Sie riechen die Muttermilch. In einem Versuch der Säuglingsforschung wurde dies auch eindrücklich nachgewiesen. Bei diesem Test wurden Neugeborenen mit Muttermilch getränkte Wattebäuschchen angeboten. Die Wattebäuschchen auf der einen Seite waren mit der Milch der eigenen Mutter getränkt, die auf der anderen Seite mit der Milch von fremden Müttern. Verlässlich wandten sich die Neugeborenen denjenigen Wattebäuschchen zu, die nach ihrer Mutter rochen.

Dort wo die Nahrung ist, finden gestillte Babys auch das, was ihnen ebenso wichtig ist – nämlich das Gesicht der Mutter. Es ist circa zwanzig Zentimeter entfernt. Genau diese zwanzig Zentimeter entsprechen der Sehweite kleiner Babys. In genau dieser Entfernung sehen sie scharf und genau.

Auch die Reaktionen von Babys auf Gesichter wurden getestet. Und siehe da: Babys betrachten das Gesicht ihrer Mutter deutlich länger als fremde Gesichter. Während des Stillens können Babys also das Gesicht ihrer Mütter studieren. Und sie lieben das. Rund herum mag alles verschwommen wirken, aber das klar sichtbare Gesicht der Mutter ist wie ein Fixpunkt, der Halt und Sicherheit gibt.

Auch wenn gestillte Babys mal mit dem gleichzeitigen Atmen, Saugen und Schlucken nicht zurechtkommen, können sie das problemlos selbst lösen. Kurz von der Brust abgewandt und durchgeatmet. Schon kann es wieder weitergehen! Die Brustwarze ist ja immer genau dort wieder zu finden, wo sie vorher war. Auch die

Hände kleiner Babys sind beim Trinken wichtig. Die gefausteten Hände sind nicht nur ein Zeichen für Hunger. Auch beim Trinken selbst sind die Hände aktiv. Kleine Babys halten sich dabei fest. Sich beim Trinken anzuklammern scheint Stabilität zu geben. Es erinnert an die Position kleiner Äffchen, die sich aktiv im Fell ihrer Mütter festkrallen. Dort ist man dann in Sicherheit. Kennen wir nicht auch von kleinen Kätzchen den sogenannten Milchtritt? Während sie saugen, treten und pumpen sie mit den Vorderpfoten. Auch ältere Babys betasten mit den Händen die Brust, das Gesicht der Mutter oder spielen mit deren Haaren.

Die Flasche kann (leider) mehr als die Brust
Für die Flaschenfütterung gilt all dies nicht. Die Flasche kann aus jeder beliebigen Richtung angeboten werden, auch ganz unabhängig davon, wo sich das Gesicht der Mutter befindet. Im Extremfall sind auch Positionen möglich, in denen das Gesicht der Mutter gar nicht mehr erreichbar ist. Im Gegensatz zur Brust kann die Flasche aktiv in den Mund hineingeschoben werden. Der Sauger kann auf den Lippen bewegt werden. Die Flasche kann durch Handbewegungen des Kindes verschoben werden. An der Brust stören die Handbewegungen des Babys nicht so sehr, denn die Brust kann man schwerlich »wegschieben«. Und der vielleicht bedeutendste und folgenschwerste Unterschied: Wenn das Baby den Kopf wendet, kann sich die Flasche mitbewegen.

Was eigentlich ganz praktisch klingt, kann für Babys höchst unpraktische Auswirkungen haben: Sie können bei der Mahlzeit nicht mitsteuern. Im Unterschied zur Brust ermöglicht die Flasche nämlich mehr Kontrolle. Genauer gesagt: mehr Kontrolle durch den, der die Flasche führt. Die Möglichkeiten des Babys, die Mahlzeit nach eigenen Bedürfnissen mitzugestalten, sind bei der Flaschenfütterung hingegen eingeschränkt. Für Lara ist das ein Problem. Durch das Hineinstecken des Saugers in den Mund kann sie nicht selbstständig den – für sie – richtigen Beginn der Mahlzeit bestimmen. Durch die Mitbewegung der Flasche beim Kopfwenden kann sie nicht die – für sie – richtigen Pausen einlegen. Durch das Festhalten der Hände wird ihr sowohl die Möglichkeit der Abwehr als auch die des Anklammerns genommen. Da kann man als Baby doch nur schreien!

Stillen unterscheidet sich von der Flaschenfütterung natürlich noch durch eine ganze Reihe anderer Faktoren. Zum Beispiel durch die Trinkmenge. Wird gestillt, so fragt kein Kinderarzt nach der Trinkmenge. Man weiß es nicht. Solange die Gewichtszunahme passt und das Baby zufrieden ist, ist die Menge kein Thema. Wird allerdings mit der Flasche gefüttert, werden plötzlich Mengen und Zahlen relevant.

Empfehlungen für die Flaschenfütterung
- Machen Sie es sich zuerst einmal selbst bequem.
- Handhaben Sie die Flasche nach dem Modell der stillenden Brust.
- Die Flasche sollte aus der Richtung der Person kommen, die füttert.
- Stecken Sie den Sauger nicht aktiv in den Mund Ihres Babys.
- Berühren Sie zu Beginn der Mahlzeit mit dem Sauger nur seinen Mundwinkel und geben Sie ihm Gelegenheit, selbst anzudocken.
- Ihr Baby sollte sich nach Belieben der Flasche zu- und davon abwenden können.
- Bieten Sie die Flasche fest an einer Stelle an, damit Ihr Baby sie – wie die stillende Brust – selbstständig wiederfinden kann.
- Stützen Sie dafür Ihren Arm beziehungsweise die Rückseite der Flasche irgendwo ab.
- Führen Sie die Flasche nicht mit, wenn Ihr Baby den Kopf wegdreht.

Marie ist vier Wochen alt und schreit viel. Sie scheint oft Hunger zu haben, aber nach wenigen Schlucken hört sie auf und beginnt erst recht zu schreien. Manchmal verschluckt sie sich und erbricht das Wenige, das sie getrunken hat. Es ist kaum auszumachen, was Hunger, was Bauchweh und was Müdigkeit ist. Frau M., ihre Mutter, trägt sie fast den ganzen Tag herum, um sie zu beruhigen. Marie nimmt auch nicht ausreichend zu. Der Kinderarzt meint, sie wäre ein hochirritierbares Baby. Möglich, dass das mit den Medikamenten zusammenhängt, die Frau M. auch während der Schwangerschaft weiternehmen musste. Die Medikamente waren auch der Grund, warum sie Marie nicht stillen durfte. Maries erste medizinische Untersuchungen waren zwar in Ordnung, aber mittlerweile ist der Arzt besorgt und kündigt bei weiterer Verschlechterung von Maries Zustand eine Krankenhauseinweisung an, auch eine Sondenernährung ist nicht ausgeschlossen.

Bei der ersten Mahlzeit, bei der ich zuschauen kann, geht Maries Mutter mit ihrer kleinen, hungrigen und schreienden Tochter im Arm auf und ab, um sie für die kommende Fütterung zunächst zu beruhigen. »Das weiß ich schon, wenn sie schreit, geht gar nichts mehr«, sagt Frau M. Als sich Marie durch das Auf-und-ab-Gehen etwas beruhigt hat, setzt sich Frau M. auf das Bett und führt die Flasche zu Maries Mund. Marie saugt gierig einige Schlucke. Weil sie dabei strampelt und mit den Händen herumschlägt, muss Frau M. sie anders umgreifen. Das ist der Augenblick, in dem sich Marie zurückbiegt, sich verschluckt und gurgelnd erneut zu weinen beginnt. Frau M. steht auf, lehnt Marie an die Schulter und klopft auf ihren Rücken. Mit langsamem Singsang und unendlicher Geduld beginnt sie danach erneut, Marie wieder durch Herumtragen für den nächsten Fütterungsversuch zu beruhigen. »Das geht den ganzen Tag so«, sagt sie müde in meine Richtung.

Marie hat Hunger und beruhigt sich auch im Arm ihrer Mutter. Sie dockt auch am Sauger an, aber dann beginnt sie herumzurudern, sich durchzubiegen und zu strampeln. Warum tut sie das?

Können Sie sich noch erinnern, wie Sie Schifahren oder Tennis oder eine andere Sportart erlernt haben? Alle Muskeln scheinen nachher weh zu tun, selbst solche, die man bei der jeweiligen Sportart normalerweise gar nicht besonders beansprucht. Wenn der Körper neue Bewegungsabläufe trainiert, muss er auch erst lernen, welche Muskeln er dazu überhaupt benötigt. Wenn man dann Übung hat, scheint es auf einmal ganz einfach. Aber bis man es richtig gelernt hat, steht einem die Anstrengung oft – im wahrsten Sinne des Wortes – ins Gesicht geschrieben. Babys, die Koordinationsprobleme beim Trinken haben, geht es da ganz ähnlich.

Auch Marie scheint sich buchstäblich mit Händen und Füßen abzumühen. Mal versucht sie es mit gestreckten Beinen, dann wieder mit einem überstreckten Hals. Ihr Kopfwenden und Durchbiegen sind alles Versuche, richtig zu trinken, nur dass sie es mit den falschen Muskeln versucht. Mit den Beinen – die sie dann abstoßen, von der Flasche weg. Durch Rückwärtsbiegen des Halses – was aber dann wiederum das Schlucken erschwert.

Es scheint fast unmöglich, diese ganzen Versuche auch noch mit ihrer Mutter, bei der sie im Arm liegt, abzustimmen. Bei so viel Bewegung muss sich ja auch die Mutter mitbewegen, sonst verliert Marie wiederum die Flasche. Aber wenn sich die Mutter bewegt, irritiert das wiederum Marie, denn auch ihr Körper bewegt sich dann mit. Die Folge ist, dass Marie sich verschluckt.

Wir sehen, dass Marie auf diese Weise nicht nur nicht trinken kann. Sie kann das Trinken auf diese Weise auch nicht *lernen*! Wenn sich alles bewegt – der Untergrund, der eigene Körper, die Flasche – wie kann sie da Ursache und Folge erkennen?

In ihrem Wunsch, Marie beim Trinken zu helfen, bewegt Maries Mutter, ebenso wie Laras Mutter auch, die Flasche mit. Babys, die Probleme haben, Saugen, Atmen und Schlucken miteinander in Einklang zu bringen, kann man aber damit nicht helfen. Ganz im Gegenteil! Es ist sogar besonders wichtig, dass das Baby lernt und weiß, wie es selbstständig und augenblicklich den Flaschensauger aus seinem Mund entfernen kann. Sich verschlucken ist lebensgefährlich. Das wissen auch Babys ganz genau. Sich zu verschlucken ist ein so einprägsamer, elementarer und unangenehmer Vorgang, dass manche Babys schon nach wenigen solcher Erlebnisse in echte Panik vor der Flasche verfallen können. Überlegen Sie einmal, wie lange Sie unter Wasser tauchen können, wenn sie selbst entscheiden, wann Sie unter- und wann Sie auftauchen wollen. Und wie lange wäre die Zeitspanne, wenn ein anderer entscheidet, wie lange Sie unter Wasser bleiben müssen?

Die Trinkposition
Beim Stillen hält man sein Baby im Arm. Zwar gibt es auch andere Stellungen, in denen man die Brust geben kann, aber das sind eher Ausnahmen. Auch um die Flasche anzubieten, ist diese Stellung die natürlichste und deshalb auch die häufigste Position. Sie ist die vertrauteste Haltung mit der meisten körperlichen Nähe. Trotzdem kann es so wie bei Marie und Lara auch Ausnahmen geben. Speziell Babys mit Koordinationsproblemen beim Trinken benötigen unter Umständen (vorübergehend) eine andere Trinkposition. Babys signalisieren das auch oft dadurch, dass sie schon protestieren, wenn sie auf den Arm genommen werden. Hier kann eine körperferne Trinkposition helfen. Auf einer fixen Unterlage wie dem Bett, Sofa oder der Wickelkommode liegend, ist es jetzt nur noch das Baby, das sich bewegt, und sonst nichts. Wichtig ist es, dass es sich in dieser Position auch entspannen und wohlfühlen kann. Eine Begrenzung spüren gibt ihm dabei Halt und Sicherheit. Mit der veränderten Position konnte Marie schon nach wenigen Tagen eine neue Trinktechnik entwickeln.

Wie gehen wir vor? Wir legen Marie auf die flache Unterlage der Wickelkommode. Seitlich, unter ihre Oberarme, rollen wir jeweils eine Windel. Diese Unterstützung mildert ihren Schreckreflex. Unter ihre Knie bekommt Marie auch eine Rolle. Jetzt ist es fast, als würde sie mit abgewinkelten Beinen im Liegen »sitzen«. Sogar ihre Fußsohlen bekommen Halt und Sicherheit. Denn Marie kann ihre Füße an der Brust der Mutter, die über sie gebeugt steht, abstemmen.

Jetzt braucht Marie nur noch etwas zum Festhalten. Sich mit den Händen festzuhalten, sich wie ein Äffchen im Fell der Mutter anklammern zu können, ermöglicht kleinen Babys nämlich, sich besser aufs Trinken zu konzentrieren. Mutters Daumen hat gerade die richtige Größe dafür! Wenn die Mutter ihre freie Hand mit ausgestrecktem Daumen vor Maries Brust hält, kann sich Marie dort festhalten. Jetzt kommt die Flasche! Um sie ruhig und unbewegt an Maries Mundwinkel halten zu können, stützt sich Frau M. dabei auf ihrem eigenen Ellenbogen ab. Marie ist hungrig und wendet sofort den Kopf zur Flasche. Mit gefausteten Händen vor ihrer Brust klammert sie sich am Daumen der Mutter fest und saugt gierig.

Nicht nur die Beugestellung und die ruhige Unterlage mit ihrer Begrenzung geben Marie Halt und Sicherheit. Auch dass sie sich mit abgewinkelten Armen vor der Brust festklammern kann, hilft ihr, sich zu sammeln und zu konzentrieren. Es ist nicht zufällig, dass diese Stellung in vielen Religionen eine Gebetshaltung oder Grußhaltung geworden ist. Sie verhilft zu innerer Ruhe. Kleine Babys können sie allerdings ohne äußere Hilfe noch nicht einnehmen.

Manche Babys bevorzugen auch die Seitenlage. Eigentlich entspricht diese Lage der Bauch-an-Bauch-Stillposition. Durch die Seitenposition hat das Baby schon durch die Unterlage auf der einen Seite eine natürliche Begrenzung. Der Rücken sollte in der Seitenlage ebenfalls mit einem festen Polster unterstützt werden. Manche Babys entspannen sich noch mehr mit einer Windelrolle zwischen den Beinen. Andere wollen das nicht. Auch bei dieser Stellung sollte sich das Baby in Brusthöhe mit seinen Händen anklammern können.

Schluckprobleme

Abgesehen von der Trink-Position kann man Babys mit Schluckproblemen auch noch anders unterstützen. Babys können uns ja leider noch nicht sagen, was genau ihr Problem ist. Es gibt aber auch Erwachsene, die Schluckprobleme haben – zum Beispiel nach Operationen im Kehlbereich. Und diese Erwachsenen können sehr genau beschreiben, was beim Schlucken schwierig ist. Sie können aber auch sagen, was Schlucken erleichtern kann. Erwachsene erzählen zum Beispiel: »Wasser trinken ist ganz schwierig« oder: »Apfelmus geht viel leichter«. Was ist der Unterschied? Es ist die Konsistenz. Je dünner eine Flüssigkeit ist, desto schneller rinnt sie herunter. Je dicker sie ist, desto langsamer fließt sie.

Das kann beim (neu) Schluckenlernen schon eine große Bedeutung haben. Es macht deshalb durchaus Sinn, die Babynahrung probeweise einmal vorsichtig einzudicken und damit Trinkversuche – kombiniert mit der hilfreichen Position und Flaschentechnik – zu starten. Eindickmittel gibt es in der Apotheke. Man kann aber auch vorgefertigte Anti-Reflux(AR)-Säuglingsnahrung verwenden. Das Herausfinden der richtigen Konsistenz kann manchmal eine knifflige Angelegenheit werden. Je dickflüssiger die Nahrung ist, umso stärker muss Ihr Baby nämlich auch saugen! Es kann durchaus sein, dass man hier auch einen Sauger mit größerer Öffnung benötigt.

Hungersignale

Die körperlichen Bedürfnisse und Zustände des Babys zu erkennen und darauf passend zu reagieren, ist eine der ersten Herausforderungen, die an junge Eltern gestellt wird. Wie aber erkennen Eltern eigentlich den Hunger ihres kleinen Babys? Hunger ist für Neugeborene vor allem eines: unangenehm! Aber unangenehm sind auch Blähungen oder Stuhldrang oder Müdigkeit. Uns Erwachsene bringen diese Zustände nicht mehr aus der Fassung. Wir kennen sie inzwischen zur Genüge. Wir wissen, was sie bedeuten, und vor allem: Wir wissen, was dann zu tun ist. Wir haben gelernt, wie wir diese unangenehmen Körpergefühle wieder abstellen können. Wenn wir hungrig sind, essen wir. Bei Stuhldrang suchen wir die Toilette auf. Wenn wir müde sind, gehen wir schlafen. Wie unangenehm diese Zustände werden können, merken wir erst dann, wenn wir nachts aufbleiben müssen oder keine Toilette finden!

Für ein neugeborenes Baby gilt das alles noch nicht. Es wird verwirrt durch seine körperlichen Funktionen wie Hunger, Stuhl- und Harndrang und Müdigkeit. Erst anhand der Reaktionen der Eltern lernt ein kleines Baby schließlich sich selbst kennen. Die Leere im Magen geht weg durch Trinken. Die Schwere der Augen löst sich durch Wiegen, die Aufregung des Körpers durch Gehaltenwerden. Hunger setzt selten schlagartig ein. Plötzliches starkes Schreien ist daher eher ein Zeichen von Schmerzen. Bei beginnendem Hunger werden Babys zuerst unruhig und quengelig. Das Hungergefühl meldet sich zuerst ein wenig. Es kann durch Interessanteres noch verdrängt werden. Dann meldet es sich etwas stärker, kann aber immer noch durch noch Interessanteres verdrängt werden. Ein wenig kann der Schnuller noch helfen. Irgendwann nützt gar nichts mehr. Starkes Schreien setzt ein.

In den ersten Monaten zeigen Babys ihren Hunger auch durch körperliche Reflexe. Sie fausten die Hände wie zum Anklammern und drehen den Kopf nach rechts und links. Sie suchen selbstständig nach der Nahrungsquelle. Wenn man ihnen zart mit dem Finger über die Wange zum Mund streicht, drehen sie den Kopf abrupt zu dieser Seite. Man nennt dieses Verhalten auch Suchreflex. Eigentlich bedeutet es, dass das Baby selbstständig nach der Milchquelle sucht. Ist man sich also nicht sicher, ob die Unruhe des Babys Ausdruck von Hunger ist, so kann man mit dem Finger über die Wange streichen und quasi nachfragen. Je stärker der Suchreflex, umso stärker der Hunger. Eltern sind allerdings gut beraten, die Stärke des Suchreflexes ihres Babys auch einmal *nach* einer Mahlzeit zu testen. So wissen Sie, wie stark Ihr Baby reagiert, wenn es *nicht* hungrig ist. Saugen alleine ist selten ein klares Zeichen für Hunger. Aus Sicht des Babys kann Saugen nämlich – zumindest für einige Zeit – in fast allen Fällen helfen!

Schweigen oder laut sprechen?

Neugeborene können irritiert werden durch äußere Reize wie Licht, Lautstärke und Bewegungen. Diese können zu schnell, zu laut, zu intensiv sein. Reizschutz ist angesagt!

Ist Ihnen schon einmal aufgefallen, dass Mütter von Neugeborenen in Gegenwart ihres Babys leise sprechen? Das hat seinen guten Grund. Neugeborene sind schreckhaft. Und wenn sie sich erschrecken, zucken sie zusammen – und weinen. Plötzliche und laute Geräusche, überraschende Bewegungen, grelles Licht, all das kann einem Neugeborenen zu viel werden. Bei der typischen Schreckreaktion der Neugeborenen strecken Babys ihre Arme auseinander, spreizen die Finger, zittern, und dann schreien sie auch. Eigentlich ist diese Reaktion ein Reflex. Er hat auch einen Namen: Moro-Reflex. Je jünger ein Kind ist, umso ausgeprägter ist er. Auch durch plötzliche Bewegungen, sogar durch solche des Kindes selbst, kann er ausgelöst werden. Das Baby erschreckt sich dann über seine eigene Schreckreaktion. Bei der kinderneurologischen Untersuchung eines Neugeborenen wird er von Kinderärzten auch getestet. Mütter brauchen dazu kein Medizinstudium. Sie wissen es intuitiv. Besonders wenn sie ihr kleines Baby herumtragen oder im Arm halten, sprechen Mütter deshalb leise – nicht nur mit ihrem Kind selbst, sondern auch mit anderen Erwachsenen. Sie wissen, dass das empfindliche Ohr ihres Babys ganz nahe ist. Plötzliches lautes Lachen oder Sprechen könnte ihr Baby irritieren.

Speziell während des so wichtigen Trinkens wäre dies gänzlich unerwünscht. Die meisten Mütter flüstern deshalb – vor der Mahlzeit und auch danach. Aber *während* der Mahlzeit wird geschwiegen. Nichts soll Babys Konzentration während des Trinkens stören. Das ist auch gut so! Zumindest für die ersten Wochen. Danach gelten andere und neue Spielregeln.

»Leiste mir Gesellschaft!« – 2 bis 5 Monate

Jetzt ist Ihr Baby kein Neugeborenes mehr. Es ist nicht mehr so schreckhaft. Die Reflexe vergehen, und damit lernt das Baby, sich absichtlich und gezielt zu bewegen. So wie viele andere Reflexe verschwindet der Moro-Reflex durchschnittlich im dritten Lebensmonat. Es ist ungefähr der Zeitpunkt, an dem auch das bezaubernde Lächeln beginnt. Das Ping-Pong der Unterhaltung wird interessant. Jetzt ist lauteres Sprechen erwünscht. Ihr Baby möchte sich jetzt auch beim Trinken unterhalten!

Zwischen dem zweiten und dritten Lebensmonat beginnen Babys das Gesicht ihrer Mutter nicht nur zu betrachten. Jetzt beginnen sie dieses Gesicht auch anzulächeln. Beim Stillen ist das kein Problem. Das Baby lässt die Brustwarze los, lächelt die Mutter an und wendet sich dann wieder der Brust zu. Die Quelle bleibt ja verlässlich immer an der gleichen Stelle. Es braucht nur ein wenig den Kopf zu drehen, schon spürt es die Brustwarze an der Wange. Genau diese Stelle dann mit dem Mund zu finden, ist keine Kunst mehr. Größere Babys haben das längst gelernt, kleineren Babys hilft dabei der Suchreflex. Bei Berührung der Wange wendet sich der Kopf reflexartig zur Seite. Schon kann die Mahlzeit fortgesetzt werden.

Das Baby lernt jetzt mit seinen Eltern in Beziehung zu treten. Es genügt nicht mehr, das Gesicht der Mutter nur zu sehen, den Klang ihrer Stimme zu hören, jetzt will es auch die Mutter herbeirufen oder ihr Gesicht zum Lächeln bringen. In Wechselwirkung mit anderen Menschen treten zu können und bewusst mit ihnen Verbindung aufzunehmen, ist wie ein neues Spielzeug. Es ist voller Überraschungen. Das Baby will bei den Mahlzeiten das Gesicht der Mutter sehen, plaudern, deren Stimme hören. Auch die Mutter kann jetzt den Lohn ihrer Mühen der ersten Wochen ernten. Sie wird belohnt durch ein strahlendes Lächeln. Es ist Honeymoon-Zeit zwischen Mutter und Kind. Es beginnen die Flitterwochen!

Oder sie beginnen nicht. Können noch nicht beginnen. Weil das Baby krank ist oder noch im Krankenhaus, weil Füttern noch immer sehr schwierig ist, weil andere Umstände nicht passen. Wenn nun der Lohn nicht geerntet werden kann, können der Mutter die Kräfte ausgehen. Postpartale Depressionen beginnen häufig zu dieser Zeit, ebenso auch Stillschwierigkeiten. Der Mutter geht die Milch aus. Trennungen von Mutter und Kind sind in dieser Zeit für beide belastend. Das Gesicht der Mutter wird dann traurig.

Lara, die wir im ersten Kapitel schon kennengelernt haben, ist nun fast drei Monate alt. Sie schreit viel. Frau S. kann sie nur noch füttern, wenn sie auf und ab geht und sie dabei herumträgt. Dabei muss sie sanft auf ihre kleine Tochter einreden oder monoton singen. Laras Hände hält sie dabei ein wenig fest. Eigentlich braucht sie nur eine Hand halten, denn den anderen Arm klemmt sie mit dem eigenen Oberarm hinter den Rücken. So kommt Lara der Flasche nicht in die Quere. Am besten funktioniert die Flasche derzeit überhaupt im Schlaf. Frau S. ist besorgt, enttäuscht und schon sehr erschöpft. Irgendetwas stimmt nicht.

Als ich Frau S. ermuntere, mir das Problem zu zeigen, fängt Lara schon zu weinen an, als ihre Mutter sie auf den

Arm nimmt. Nein, so kann das wirklich nicht weitergehen! Lara scheint schon eine Aversion gegen die Trinkposition entwickelt zu haben. Ich frage, ob wir einmal eine andere Position ausprobieren könnten. Die Mutter stimmt zu, ist aber skeptisch. Wie sie berichtet, habe sie das schon vergeblich versucht.

Vorbereitung: Wir legen Lara auf den Wickeltisch, wo sie sich wieder ein wenig beruhigt. Ich bitte Frau S. dafür zu sorgen, dass Lara sich noch mehr entspannen kann, indem sie Lara anlächelt und mit ihr plaudert. Wenn sie entspannt ist, soll Frau S. ihr die Flasche zeigen, unter Umständen auch darauf klopfen oder sie schütteln, um damit ein Geräusch zu machen. Lara hat das Unterhaltungsangebot ihrer Mutter inzwischen bereitwillig angenommen. Aufmerksam schaut sie ihr ins Gesicht. Sogar ein kleines Lächeln schenkt sie ihr. Als Lara die Flasche »hört«, wendet sie den Blick. Lange betrachtet sie die Flasche unverwandt. »Lassen Sie ihr noch ein wenig Zeit«, flüstere ich, als die Mutter Anstalten macht, die Flasche schon zu Laras Mund zu führen. »Vielleicht gibt sie uns noch ein Zeichen?« Und da ist es. Vorsichtig streckt Lara ihren Arm aus und legt ihre Hand auf das warme, glatte Plexiglas. So fühlt sich das also an!

Jetzt ist es Zeit, den Sauger in Laras Reichweite zu platzieren. Ich deute der Mutter an, sich dafür Laras Mundwinkel auszusuchen. Als Lara den Sauger an der Grenze zwischen Wange und Lippen spürt, wendet sie prompt den Kopf ab. »Nein!«, scheint sie zu sagen. Die Hand aber lässt sie an der Flasche. Ist das »Nein« doch nicht so groß?

»Nur ja nicht mitbewegen!«, beschwöre ich Frau S., die schon bereitsteht, ihrer kleinen Tochter die verloren geglaubte Flasche nachzuliefern. »Vielleicht kommt sie noch mal zurück?« Frau S. betrachtet mich, als wäre ich von einem anderen Stern. Lara ist noch *niemals* zur Flasche zurückgekommen. Das ist ja das Problem!, scheint ihr Blick zu sagen.

Aber heute ist es dann doch anders. In einer neuen Position, in der sie sich nach ihrem Bedürfnis frei bewegen kann, überlegt es sich Lara doch noch anders. Den wartenden Sauger knapp vor ihrem Ohr an der Wange spürend, dreht sie sich vorsichtig wieder zu ihm hin. Ein paar Tropfen sind schon herausgeronnen und benetzen Laras Lippen. Das ist Laras erstes Kosten.

Eigentliche Mahlzeit: Noch zweimal wiederholt Lara das selbstständige Abwenden von der Flasche und auch wieder das Hinwenden. Dann nimmt sie einige tiefe Schlucke. Die Mutter hat langsam die Flasche mehr zur Mitte geführt, damit Lara nicht so den Kopf verdrehen muss. Dann trinkt Lara etwas länger. Nach dem halben Fläschchen ist dann aber Schluss.

Beenden: Lara wendet entschieden den Kopf ab und schiebt ebenso entschieden mit einem Ruck die Flasche mit der Hand von sich.

Nach der Mahlzeit ist sich Frau S nicht sicher, wie sie das alles finden soll: Einerseits hat Lara ohne das übliche »Theater« getrunken, andererseits war das eben Erlebte in ihren Augen auch eine Art »Theater«. Bei jeder Mahlzeit so lange Wartepausen einzulegen, kann sie sich beim besten Willen nicht regelmäßig vorstellen. Und außerdem, was war das Ergebnis? Nur eine halbe Flasche! So etwas kann doch auch keine Zukunft haben. Frau S. hat Recht. Sollte Lara bei einer halben Flasche pro Mahlzeit bleiben, wird das nichts werden. Aber für den ersten Versuch war das wunderbar!

Lara bleibt nicht bei einer halben Flasche. Schon am nächsten Tag ist es mehr. Und am übernächsten Tag trinkt sie in der bewährten Wickeltischposition sogar eine ganze Flasche leer. Nach zehn Tagen beginnt Lara auch wieder gut zuzunehmen. Langsam lässt der Stress bei Frau S. nach. Ganz zufrieden ist sie aber trotzdem noch nicht. Andere Babys trinken ohne Probleme im Arm der Mutter. Warum ausgerechnet ihre Tochter nicht? Ja, vielleicht war es wirklich schon an der Zeit, Laras Meinung über die passende Fütterposition einzuholen.

Als Frau S. ihre Tochter erstmals nach dieser langen Pause zum Füttern in den Arm nimmt, fühlt sie sich wieder etwas nervös und an die früheren Sorgen erinnert. Sorgfältig versucht sie alle Punkte so beizubehalten wie bei der Wickeltischfütterung. Sie spricht, zeigt Lara die Flasche, schränkt ihre Hände nicht ein … Aber was ist das? Lara wird schon wieder ungehalten! Mit geöffnetem Mund versucht sie der Flasche näher zu kommen. Als Frau S. den Sauger zum Mundwinkel führt, schnappt Lara entschlossen danach – und saugt. »Was dauert das so lange?«, schien Laras Unruhe diesmal bedeutet zu haben. »Ich habe doch Hunger!«

So paradox es klingt: Laras zunehmende Probleme waren eigentlich ein Fortschritt. Lara hat sich nämlich weiterentwickelt. Die vielen Mühen der Mutter haben sich sehr wohl gelohnt! In den für sie so anstrengenden Wochen nach der Geburt hat sie ihrer kleinen Tochter sehr wohl helfen können. Lara hat jetzt mit dem Saugen kein Problem mehr. Sie hat es gelernt. Gleichzeitig ist sie aber auch gewachsen und hat auch in ihren Fähigkeiten und Bedürfnissen eine neue Stufe erreicht. So sieht sie zum Beispiel weiter und genauer. Am liebsten studiert sie das Gesicht ihrer Mutter. Sie ist fasziniert von dessen Veränderlichkeit. Am schönsten ist es, wenn das Lächeln auftaucht!

Sie kann schon absichtliche Bewegungen machen. Das war bisher nicht so leicht, denn durch die Reflexe war sie eher ein wenig wie ferngesteuert. Nicht immer war sie selbst die Handelnde. Wenn sie den Kopf zur Seite drehte, streckte sich auch ein Arm ein wenig mit. Wurde ihr über den Rücken gestreichelt, wölbte sich ihr Körper zur anderen Seite. Spürte sie etwas in der Hand, musste sie sie schließen. Jetzt haben sich die Reflexe zurückgebildet. Sie kennt die Stimme ihrer Mutter und kann sich ihr zuwenden. All diese neuen Fähigkeiten würde sie jetzt gerne anwenden – auch beim Trinken. Aber die ursprünglich so hilfreichen Techniken ihrer Mutter stören jetzt dabei. Das, was zunächst notwendig war, um das erfolgreiche Trinken und Saugen zu erlernen, ist jetzt, wo Lara es beherrscht, zum Erschwernis geworden.

Lara hat in den vergangenen Monaten Saugen gelernt. Leider hat sie gleichzeitig aber auch Unangenehmes erfahren und es sich eingeprägt. Nämlich Unangenehmes über die Flasche selbst: dass man die Flasche nicht so leicht wieder loswird, wenn sie einmal da ist. Dass man sich bei der Flaschenfütterung nicht bewegen kann. Dass man dieses Ding nicht anfassen darf. Dass man dann das Gesicht der Mutter nur noch aus dem Augenwinkel sieht. Und dass die Flasche, wenn sie auftaucht, das Lächeln aus dem Gesicht der Mutter vertreibt. In der Zeit kurz nach der Geburt hatte Lara aber eine Zeit lang durchaus in dieser Position getrunken. Ab einem bestimmten Zeitpunkt mochte sie diese Position aber nicht mehr. Warum? Ruhiggestellt durch rhythmisches Schaukeln und mit festgehaltenen Händen kann Lara ihre neuen, sich zunehmend entwickelnden Fähigkeiten immer weniger einsetzen. Lara ist aus diesen Hilfstechniken herausgewachsen wie aus ihrem Strampelanzug. Lara biegt sich durch und protestiert.

Eine Veränderung der Trinkposition hilft nicht nur Babys mit Koordinationsproblemen. Sie kann auch jenen Babys helfen, die »schlechte Erfahrungen« bei früheren Mahlzeiten gemacht haben. Wird die damalige Trinkposition nämlich beibehalten, so erinnert das ein Baby unter Umständen zu sehr an das früher Erlebte. Babys können dann ihre unangenehmen Erinnerungen mit dieser Position verbinden. Auch bei Sarinas Stillstreik war es nicht nur das süße Mittel allein, das den Bann brechen konnte. Auch die veränderte – nämlich diesmal mehr aufrechte Position – half mit, sie die unangenehme Erfahrung vergessen zu lassen.

Auch in Laras Fall war das so. Ihre Mutter und ich mussten verstehen, dass Lara ausgerechnet die liebevolle Auf-dem-Arm-Position (zunächst) nicht mehr wollte. Erst musste eine Zwischenphase – in der sie sich frei bewegen konnte – eingelegt werden. Erst danach war es wieder möglich, sie auf dem Arm zu füttern.

Moritz ist vor vier Monaten zur Welt gekommen und hat sein ganzes bisheriges Leben in der Klinik verbracht. Moritz war nämlich ein sehr kleines Frühchen. Als er zur Welt kam, wog er nur etwas mehr als 600 Gramm. Auf der Intensivstation gab es viele Komplikationen. Aber Moritz hat es geschafft. Derzeit wird er noch durch eine Sonde ernährt. Wird er es schaffen, selbstständig zu trinken? Auch er hat Schwierigkeiten, Saugen und Schlucken zu koordinieren.

Moritz' erste Probemahlzeit mit Flasche: Als die Mutter Moritz zum Füttern in den Arm nimmt, beginnt er sofort zu weinen und windet sich. Als wir ihn daraufhin in sein Bettchen legen, wo er sich frei bewegen kann, beruhigt er sich sofort wieder. Seine Mutter und ich stehen vor dem Gitterbett und beratschlagen. Was, wenn wir ihm die Flasche einmal so anbieten, während er im Bett liegt? Neben seiner Mutter stehend nehme ich die Flasche und platziere sie sanft an seinem Mundwinkel. Was wird er tun? Moritz wendet den Kopf prompt dem Sauger zu. Kaum spürt er ihn im Mund, wendet er sich aber ebenso prompt wieder ab. Ich lasse mich nicht beirren und halte den Sauger für ihn spürbar an seinem Mundwinkel angelehnt. Wieder wendet er sich dem Sauger zu. Wieder – kaum hat er den Sauger im Mund – wendet er sich ab. »Ja, das ist ja das Problem«, sagt seine Mutter. Beim Klang der Stimme seiner Mutter wird Moritz plötzlich lebhaft. Er wendet den Kopf von der Flasche weg und scheint mit den Augen nach seiner Mutter zu suchen. »Ich glaube, er will Sie sehen«, flüstere ich. »Stellen Sie sich doch so, dass er Sie sehen kann. Sprechen Sie mit ihm!«

Die Mutter kommt einen Schritt näher, beugt sich zu seinem Gesicht und beginnt auf ihn einzusprechen. Jetzt wird die Sache für mich ungemütlich. Damit Moritz nämlich seine Mutter sehen kann, muss ich mich hinter sie stellen, gleichzeitig die Flasche aber mit dem ausgestreckten, jetzt anderen, nämlich dem linken Arm anbieten. Das ist gar nicht so einfach. Aber was tut man nicht alles für eine erste »Probemahlzeit«. Moritz scheint von Gesicht und Stimme seiner Mutter gefesselt. Er dockt am Sauger an, der noch immer am Mundwinkel platziert ist, und diesmal lässt er ihn nicht mehr heraus. Er saugt. Dem Gesicht seiner Mutter und ihrer Stimme zugewandt, scheint er über sich hinauszuwachsen. Plötzlich wirkt er sicherer, rudert nicht mehr so herum. Aug in Aug mit seiner Mutter scheint er sich bei ihr »festzuhalten«.

Was der kleinen vierwöchigen Marie die Körperposition ermöglichte – nämlich sich konzentrieren zu können –, das ist für den viermonatigen Moritz das Gesicht und die Stimme seiner Mutter. Auch mit Augen und Ohren können sich Babys nämlich »festhalten«. Das könnte demnächst genauso auch für Marie gelten. Was sie mit ihren Koordinationsproblemen heute noch irritiert, könnte morgen schon wieder ganz anders sein. Auf diesen – manchmal plötzlichen – Wechsel der Bedürfnisse sind die wenigsten Eltern vorbereitet. So manche Mutter löste zwar das erste Rätsel – nämlich, dass ihr Baby unter Umständen entspannter trinken kann, wenn es *nicht* im Arm liegt –, ist aber dann vom (scheinbaren) Wiederaufflammen der Probleme völlig verunsichert. Dabei läuft alles wunderbar! Ihr Baby braucht jetzt kein dezentes Schweigen und »Nicht-stören-Wollen« mehr. Es will Gesellschaft! Sprechen Sie mit ihm auch während der Mahlzeit, lächeln Sie es an. Lassen Sie es sich an Ihrem Gesicht und Ihrer Stimme »festhalten«.

Nach drei Wochen können Moritz und seine Mutter nach Hause entlassen werden. Ohne Sonde. Moritz hat mit Hilfe seiner Mutter gelernt, selbstständig zu trinken. Er tut es inzwischen auch auf ihrem Arm. Er nimmt ausreichend zu. Eine Besonderheit hat er aber beibehalten: Er lässt sich vorzugsweise nur von seiner Mutter füttern. Und seine Mutter muss die ganze Zeit dabei mit ihm sprechen. Er will sie hören und dabei anschauen. Es ist, als wollte er die vier Monate Klinikzeit, die er ohne seine Mutter verbringen musste, alle auf einmal aufholen.

> Mit circa drei Monaten vergeht der Suchreflex. Jetzt sieht das Baby aber auch schon viel besser. Den Blick des Babys zu beachten und als »ja« oder »nein« zu deuten, kann sehr hilfreich sein. Man kann wunderbar fragen: »Bist du hungrig?« Hungrige Babys lassen normalerweise ihre Flasche nicht mehr aus den Augen. Zur Gegenprobe können Sie die Flasche noch einmal nach der Mahlzeit präsentieren. Meist lassen die Kinder dann den Blick gelangweilt darüber hinweggleiten. Wenn

Sie stillen, können Sie Ihr Baby in die Stillposition bringen und sehen, wie es reagiert. Wendet es sich Ihnen zu oder ab?

Empfehlungen:
- Setzen Sie sich so, dass Ihr Baby Ihr Gesicht sehen kann.
- Sprechen Sie liebevoll mit Ihrem Baby.
- Sprechen Sie in den ersten Wochen vor und nach der Mahlzeit mit ihm.
- Sprechen Sie circa ab der 8. Woche auch während der Mahlzeit.
- Beginnen Sie damit, wenn das Baby Trinkpausen macht.
- Finden Sie heraus, bei welcher Lautstärke Ihr Baby Sie am intensivsten anschaut.
- Lächeln Sie es dabei an.

»Ich will es begreifen« – 5 bis 8 Monate

Das Baby will seine Umgebung kennenlernen. Die Mutter ist erobert. Jetzt lockt die Welt! Es kann zunehmend frei sitzen und hat die Hände frei zum Greifen. Eventuell kann es sich schon etwas fortbewegen. Gegenstände, die früher unerreichbar waren, kann es jetzt aktiv anfassen. Bei der Mutter kann sich leichte Wehmut einschleichen. Die Flitterwochen waren so schön gewesen. Wo ist das Baby hin, das nur Augen für die Mutter hatte? Für das Baby scheint jetzt vieles interessanter als sie. Selbst der gewohnte Alltag kann anstrengender werden. So manches Baby will sich nicht mehr wickeln lassen. Bei den Mahlzeiten gibt es jetzt eine große Veränderung. Die Beikost beginnt. Der Löffel kommt ins Spiel. Fütterungsprobleme, die jetzt beginnen, treffen die Mutter tief.

> Frau F. ging es mit ihrem **Niclas** eigentlich recht gut – bis, ja, bis die Probleme mit dem Löffel anfingen. Mit sechs Monaten hatte die Kinderärztin geraten, mit dem Beifüttern zu beginnen. Anfangs ging das so recht und schlecht. Niclas machte noch brav seinen Mund auf – und schwups – wurde etwas eingefüllt. Aber dann kam eine Durchfallerkrankung.

Gerade da trank er so wenig, dass laufend Gefahr bestand, dass er ins Krankenhaus musste für eine Infusion. Nach der Erkrankung ging es erst richtig los: Derzeit dreht er sich bei jeder Mahlzeit weg und öffnet den Mund nicht mehr. Ohne ihn mit Spielzeug abzulenken, erzählt seine Mutter, gehe kaum mehr ein Bissen. Es sei direkt ein Kampf mit ihm bei Tisch. Zuerst wollte er alles anfassen, nur spielen, aber nichts essen. Selbst den Teller habe er schon umgedreht. Aber den hält Frau F. jetzt sicher bei sich, auf ihrer Seite des Tisches. Seit einem Monat hat Niclas auch nicht mehr zugenommen.

Das, was Frau F. hier beschreibt, ist ein typisches Essproblem bei Kindern zwischen fünf und acht Monaten. Es ist sozusagen ein »Klassiker« dieser Altersstufe. Niclas ist nämlich in der Erkundungsphase. Er erkundet die Welt – und er tut dies vorzüglich mit dem Mund. Eigentlich macht er genau das, was seine Mutter sich wünscht: Er setzt sich mit dem Thema Essen, Nahrung, Besteck und Gedeck auseinander. Zum Leidwesen seiner Mutter macht er das aber nicht wie ein Erwachsener – intellektuell, mit technischen Begriffen und nach Gebrauchsanweisung und vor allem ohne Kleckerei. Nein, er versucht es nach den Gesetzen und Möglichkeiten der Säuglingszeit – körperlich und mit allen Sinnen. »Wie schmeckt eigentlich ein Teller?«, könnte eine seiner (Baby-)wissenschaftlichen Fragen lauten. Oder: »Hat so was auch einen Geruch? Und warum fühlen sich manche von diesen runden Dingern kälter an als andere? Unterscheidet sich der gelbe Teller eigentlich noch irgendwie anders von dem mit den roten Punkten?«

Man könnte die Fragen endlos weiter stellen, denn für ein Baby mit sieben Monaten ist die Welt voller Wunder und Überraschungen. Alles scheint nur darauf zu warten, entdeckt zu werden.

Um sich als Erwachsener in dieses Erkundungsverhalten einzufühlen, bedarf es einiger Phantasie. Hilfreich ist zum Beispiel die Vorstellung, wir würden auf dem Mars landen und Dingen gegenüberstehen, die wir noch nie gesehen haben. Was würden wir tun? Wie würden wir ergründen, was das komische, runde, blaue Ding dort drüben ist? Wie könnten wir uns schnellstens ein Bild von diesem Objekt machen? Richtig, wir würden es ganz genauso machen wie die Babys: Anfassen, befühlen, riechen, kosten. Gut, vielleicht würden wir nicht das Letzte tun, was noch zum Babyprogramm gehört – nämlich das Ding zu Boden werfen, um dann nachzuschauen, was passiert. Aber eigentlich ist das schade. Denn wie sonst kann man herausfinden, ob das Ding auch zerbrechlich ist (wie Glas) oder seine Form verändert (wie Püree) oder wie sich das Ding beim Aufprall anhört?

Zurück zu Niclas. Er will den Teller. Er will ihn nicht nur anfassen. Er will ihn auch kosten. Aber er will ihn nicht nur schmecken, er will ihn auch im Mund umdrehen. Er will mit der Zunge die Rückseite befühlen und, wenn ihn die Mutter ließe, auch immer wieder am Tellerrand kauen. Warum macht er das? Es ist sehr einfach: Er macht das Gleiche, was Blinde mit ihren Händen machen, um einen Gegenstand zu »sehen«. Er versucht sich eine räumliche Vorstellung davon einzuprägen. In Niclas' Alter macht man das mit dem Mund. Wir Erwachsenen brauchen das nicht mehr. Uns reicht es (es sei denn, wir sind blind), ein Objekt zu *sehen*. Woher wir das können? Weil wir es früher ganz genauso wie Niclas gemacht haben! Niclas macht also etwas für ihn sehr Wichtiges. Es ist ihm mindestens so wichtig wie essen. Manchmal ist es ihm sogar wichtiger als essen!

Wie lief nun bei Niclas die erste Mahlzeit in vier Schritten ab?

> Vorbereitung: Vorsichtshalber wird Niclas so angezogen, dass er auch ein bisschen kleckern könnte, ohne seine Mutter damit zur Verzweiflung zu treiben. Auch der schöne Teppich unter dem Kinderhochstuhl wird weggeräumt. Statt nur einem Tellerchen und einem Löffel bereitet die Mutter zwei Teller und auch mehrere Löffel vor. Sie deckt den Tisch. Ein Teller mit ganz wenig Gemüsebrei kommt auf Niclas' Platz. Auch ein Löffel wird dort schon in den Brei eingetaucht. Den vollen Teller zum Füttern stellt die Mutter zu sich, auf ihren Platz des Tischchens. Die restlichen Löffel legt sie hinter sich in Reichweite. Erst jetzt – zuletzt – wird Niclas in den Hochstuhl gesetzt.

Anders als sonst beginnt er diesmal nicht sofort zu quengeln. Er hat nämlich den Teller in seiner Reichweite entdeckt! Er kann gar nicht schnell genug in den Hochsessel gesetzt werden. Noch bevor er richtig gesichert ist, hat er auch schon den Teller in den Händen – und diesen natürlich sofort umgedreht. Der Löffel fällt dabei heraus. Zu dumm! Den hätte er nämlich auch gerne gehabt. Mit dem Teller im Mund verzieht sich Niclas in den äußersten Winkel seines Sessels – zur Lehne hin. Noch weiter weg vom Tisch und weg vom fütternden Löffel – der doch jetzt sicher gleich auf ihn zuschießen wird – wäre gar nicht mehr möglich. Seiner Mutter hat er noch keinen einzigen Blick zugeworfen.

Frau F. ist etwas ratlos und scheint gar nicht begeistert von der neuen Taktik. Genauso hat sie sich das nämlich vorgestellt. Nur spielen und nichts essen. Trotzdem hält sie sich tapfer an unsere vorher besprochene Abmachung. Statt sofort zu füttern, sollte sie erst einmal selbst kosten. Und der erste Bissen sollte Niclas erst angeboten werden, wenn ihm – durch sein eigenes Hantieren – eine kleine Geschmacksprobe des heutigen Menüs auf die Zunge gerutscht ist.

Da hat sie eine großartige Idee. Es gibt ja noch die Reservelöffel! Sie nimmt einen davon, taucht ihn in den Brei und legt ihn vor Niclas auf den Tisch. Niclas ist baff. Er schickt seiner Mutter einen langen, fassungslosen Blick. Heute ist alles anders! Er lässt den Teller fallen und stürzt sich nach vorne zum Tisch. Der Löffel! Da liegt er! Das Ding, das man immer in den Mund geschoben bekommt, ohne es anfassen zu können. Das Ding, das sich immer entzieht, wenn man es untersuchen will. Das Ding, das immer nur die Mutter in der Hand hält und das sie dann so ernst dreinschauen lässt. Endlich! Niclas ist so begeistert und glücklich mit seinem Löffel in der Hand, dass sogar seine Mutter lachen muss. Gelacht hat sie beim Füttern schon lange nicht mehr.

Trotzdem wird sie noch ein wenig auf die Folter gespannt. Niclas führt den Löffel nämlich nicht, wie von ihr geplant, mit dem Brei voran in den Mund, sondern verkehrt herum. Er lutscht am Stiel. Die Mutter überlegt, ob sie ihm helfen soll. Nein – das war nicht ausgemacht. Wahrscheinlich um wenigstens irgendetwas zu tun, kostet sie erneut vom Babybrei.

Niclas lümmelt inzwischen fröhlich, am Löffelstiel kauend, ganz vorne am Rande des Tisches herum und sucht ihn mit den Augen ab. Gibt es da vielleicht noch andere tolle Überraschungen? Und dann plötzlich ist der Löffel *doch* umgedreht und Niclas hat den Geschmack des Breies im Mund. Er zieht den Löffel augenblicklich zurück, schaut ihn an, runzelt die Stirn, scheint nachzudenken und steckt ihn dann wieder zwischen die Lippen.

Das war sein erstes Kosten. Die Mutter atmet durch. Endlich kann sie weitermachen. Allerdings gab es auch hier eine vorherige Empfehlung: Frau F. sollte den gefüllten Löffel nicht – schwups, wie gewohnt – in Niclas' Mund schaufeln, sondern knapp vor dem Mund stoppen und abwarten, ob er sich die Ladung nicht selbst abholen würde. Besonders über diesen Plan war Frau F. in der Vorbesprechung ungläubig und verwundert gewesen. Ob ich das wirklich für möglich halte, hatte sie gefragt. Und sie hat Recht. Denn auch Niclas ist höchst verwundert. Bewaffnet mit seinem Löffel, den er fest in der Hand hält, öffnet er nämlich bereitwillig den Mund, um – mit verträumtem Blick nach oben zur Decke – die erwartete »Einfüllung« entgegenzunehmen. Doch: Nichts geschieht. Keine Einfüllung. Niclas scheint jäh aus seiner geistesabwesenden »Blick-zur-Zimmerdecke-Einfüll-Routine« in die Realität zurückkatapultiert zu werden. Was ist denn da los? Ein Zentimeter vor seinem Mund parkt der beladene Löffel in der Luft. Niclas ist verblüfft. Er sieht seine Mutter geradewegs an, dann den Löffel, dann wieder seine Mutter. Schließlich ergreift er die Initiative, beugt sich nach vorne, reckt den Hals und holt sich – na, dann – seinen ersten Bissen eben selbst ab.

Eigentliche Mahlzeit: Jetzt ist es wiederum die Mutter, die verblüfft ist. Das hat er noch nie gemacht! Aber auch der zweite Bissen funktioniert so. Und der dritte. Zwischendurch schiebt sich Niclas immer wieder seinen eigenen Löffel in den Mund und lehnt sich zurück. Dann kommt er nach vorne, holt den eigenen Löffel aus dem Mund, holt sich einen Bissen ab, klopft mit dem Löffel auf den Tisch, nimmt seinen Löffel in den Mund. Zurückgelehnt. Wieder nach vorne. Bissen abgeholt. Auf den Tisch geklopft. Binnen Kürze entwickeln Mutter und Sohn ihren eigenen Rhythmus. Es ist wie Tanzen.

Beenden: Mit der Technik des »wartenden Löffels« isst Niclas schließlich seinen ganzen Teller leer. Seinen eigenen Löffel legt er allerdings kein einziges Mal aus der Hand. Hätte er sogar noch mehr gegessen?

Die nächsten zwei Tage perfektionieren Mutter und Kind die neue Esstechnik. Niclas wird erst in den Hochsessel gesetzt, wenn schon etwas Interessantes auf dem Tisch steht. Er bekommt zuerst seinen in Brei getauchten Löffel zur Verkostung. Gefüttert wird à la »wartender Löffel«. Es klappt wunderbar. Mutter und Kind sind sehr zufrieden

Am dritten Tag allerdings sorgt Niclas für neuerliche Spannung: Gerade als ihm seine Mutter seine nächste Portion Löffelbrei am Tischrand einparkt, kommt ihr Niclas nicht mehr mit dem Mund entgegen. Stattdessen lässt er seinen eigenen Löffel los, streckt seinen Arm aus – und greift nach dem gefüllten Löffel, den seine Mutter hält. Was jetzt? Die Mutter ist verunsichert. So etwas war nicht vorbesprochen. Zur Sicherheit – damit nicht gekleckert wird – lässt sie ihren Löffel nicht los. Niclas allerdings auch nicht. Kurz gibt es ein kleines Gerangel. Frau F. gewinnt. Oder doch nicht? Niclas hat sich nämlich wieder weit hinten in seinen Sessel zurückgezogen. Auf dem Weg dorthin hat er mit einer wischenden Bewegung auch noch seinen eigenen abgelegten Löffel vom Tisch gefegt. Er scheint zu schmollen.

So, jetzt kann nur noch die Mutter helfen. Frau F. hat inzwischen Zeit gehabt, sich auf Niclas' neuen Wunsch einzustellen. Sie füllt den nächsten Löffel nicht ganz so voll wie vorher. »Willst du noch?« Niclas ist noch etwas unschlüssig. Der »wartende Löffel« muss diesmal sehr lange warten. Schließlich bequemt er sich doch nach vorne. »Aber nur mit Selberessen!«, signalisiert seine ausgestreckte Hand. »Okay, okay«, murmelt seine Mutter und lässt ihren Löffel diesmal, als ihn Niclas mit seiner Hand umschließt, sofort los. Die geplante Fütterungs-Richtung seiner Mutter beibehaltend, führt Niclas die Breiladung – den langen Löffelstiel in der Faust eingeklemmt – exakt in seinen Mund. »Ja, super!«, entfährt es Frau F. Das hat sie ihm wirklich nicht zugetraut!

Niclas ist auch sehr begeistert. Innerhalb von drei Tagen ist er von der Technik des »wartenden Löffels« zur Technik des »übergebenen Löffels« umgestiegen.

Viele Löffel

Der »wartende Löffel« entspricht eigentlich der Flasche am Mundwinkel. Er ist ein Angebot. Das Buffet ist angerichtet. Von dort wird das Essen dann selbst abgeholt. Auch beim Füttern mit dem Löffel gilt: So viel helfen wie notwendig, so wenig helfen wie möglich. Das heißt dem Baby nur helfen, wenn es etwas noch nicht selber kann. Gleichzeitig gilt: Geben Sie Ihrem Baby Gelegenheit, all seine Fähigkeiten, die es bereits entwickelt hat, sinnvoll anzuwenden. Auch Babys wollen Erfolg haben!

Wo der Löffel wartet, ist abhängig von den aktuellen Fähigkeiten des Kindes. Kann es den Oberkörper noch nicht frei bewegen, so wartet der Löffel ein bis zwei Zentimeter vor dem Mund. Den Hals nach vorne recken kann das Kind ja schon. Kann es bereits frei sitzen, so kann es mit dem Oberkörper auch selbstständig zum Tisch. Und dort – nämlich am Tischrand – wartet dann der Löffel.

Nicht nur ein Baby, das schon frei sitzen kann, weiß auch schon ganz genau, wann es den nächsten Bissen will – oder eben nicht will. Das weiß jedes Baby genau. Hat es schon hinuntergeschluckt? Ist der Mund noch voll? Kommt gerade jemand zur Tür herein?

Durch die Technik des wartenden Löffels kann ein Baby seinen eigenen Essrhythmus mitbestimmen. Jeder einzelne Bissen kann ja genau zu dem vom Kind aus richtigen Zeitpunkt abgeholt werden. »Ja, genau *jetzt*! Hmmm!« Haben Mütter einmal diese eindeutigen »Ja, *so* schmeckt es mir«-Zeichen ihres Kindes erlebt, so sind auch die »Nein, so *nicht*«-Zeichen viel klarer und eindeutiger zu verstehen. Wie der Name schon sagt, *wartet* der Löffel. Er reist nicht mit, wenn das Baby den Kopf dreht. Achtung! Auch nicht einige Millimeter! Kopf wegdrehen heißt: »Jetzt (noch) nicht.« Die Ladung des Löffels wird auch nicht vom Erwachsenen eingefüllt. Es ist das Baby, das sich die Ladung mit dem Mund aktiv und selbst abholt. Der Löffel wartet, sonst nichts.

Die Technik des wartenden Löffels wäre auch anzuwenden bei Erwachsenen. Nämlich dann, wenn zum Beispiel durch einen Unfall beide Hände im Gips sind. Der wartende Löffel ermöglicht das Maximum an Autonomie, selbst bei körperlichem Handicap. Ein Großvater, mit dem ich einmal über diese Esstechnik für Kleinkinder sprach, meinte dazu: »Eigentlich würde man sich so auch das Füttern eines alten Menschen vorstellen.« Ja. Richtig. Auch am anderen Ende des Lebens kann dieses Problem auftauchen. Und weil ein Mensch – ob groß oder klein – Hilfe beim Essen braucht, heißt das noch lange nicht, dass er nicht klar im Kopf oder für sich selbst nicht kompetent sein kann. Der wartende Löffel ist fürsorgliche, aber auch respektvolle Hilfe.

Dass viele Mütter dazu neigen, die Essladung trotzdem einzufüllen, hat damit zu tun, dass dies ursprünglich ja gut funktioniert hat. Die Technik des Einfüllens steht meist am Beginn der Beikost. Der »einfüllende Löffel« ist sozusagen der Vorgänger des »wartenden Löffels«.

Der »einfüllende Löffel« ist normalerweise die Technik der ersten Beikost-Versuche. Das Umstellen von Saugen auf Löffelmahlzeit ist für manche Babys nämlich gar nicht so einfach. Beim Saugen wird die Zunge nach oben gepresst. Macht das Kind das Gleiche aber bei Löffel-Brei, so drückt es diesen wieder aus dem Mund heraus. »Oje«, sagt dann die Mutter, »es schmeckt ihm gar nicht!« Irrtum! Beim Löffel muss die Zunge »hereinholen«, und das muss erst gelernt werden. Auch das Grimassieren, das manche Kinder bei ihren ersten Gläschen machen, kann sehr in die Irre führen. Ich wundere mich heute noch manchmal darüber. Manche Kinder schüttelt es geradezu dabei! Und trotzdem geht der Mund gleich wieder auf. Was soll denn das heißen? Zumindest muss es nicht bedeuten, dass es nicht schmeckt. Manchem Erwachsenen zieht es beim Geschmack einer Zitrone ja auch das Gesicht zusammen! Warten Sie also einfach ab, was Ihr Kind danach tut. Öffnet es gleich wieder den Mund? Dann will es doch noch etwas davon bekommen. Vielleicht ist es sogar sehr neugierig auf diese neue, spannende Substanz. Immerhin kann sie ja solche seltsamen Gefühle und Reaktionen auslösen!

Zurück zu Niclas. Auch er wundert sich anfänglich über die neue Technik des wartenden Löffels. So wie seine Mutter kannte er nur das Einfüllen. Seine Zeichen, beim Essen Neuerungen einführen zu wollen, waren von seiner Mutter ursprünglich eher abgeschmettert worden. Kein Teller zum Untersuchen, kein Löffel zum Hantieren war die Devise gewesen. Okay. Allerdings macht Essen dann auch immer weniger Spaß.

Mit dem wartenden Löffel kommt schließlich Bewegung in den Stillstand. Nach drei Tagen macht Niclas den logischen nächsten Schritt. Er will selbst »füttern«, das heißt selbst essen lernen. Immerhin hat er ja Hände, die schon einiges können. Der eingeforderte Löffel ist ein deutliches Zeichen dafür. Dieser »übergebene Löffel« birgt allerdings auch einige Überraschungen.

Sebastian ist elf Monate alt, also einige Monate älter als Niclas. Auch er macht seiner Mutter Probleme bei der Löffelfütterung. Auch er isst lustlos und ohne Appetit. Und auch bei ihm ist der wartende Löffel der Beginn zur Veränderung.

Sebastian macht allerdings etwas anderes als Niclas. Er holt sich die erste Ladung nicht wie Niclas mit dem Mund, sondern sofort mit seiner Hand ab. Mehr noch, Sebastian will sofort *alle* Löffel haben. Da ist einmal sein leerer Löffel in der einen Hand. Wenn seine Mutter den wartenden Löffel anbietet, greift Sebastian mit der anderen Hand auch nach diesem. Jetzt hält er in jeder Hand einen Löffel.

»Womit soll ich jetzt füttern?«, lacht seine Mutter leicht genervt und sucht nach einem dritten. Jetzt hat wiederum Sebastian ein Problem. Womit soll er den dritten Löffel halten? Er entscheidet sich für rechts. Er lässt den rechten Löffel fallen und greift mit der jetzt wieder freien Hand nach dem dritten. »So! Und was mach ich jetzt wieder?«, ruft die Mutter. Diesmal sucht sie nach dem von Sebastian fallengelassenen Löffel unter dem Tisch. Sebastian scheint das alles nicht zu kümmern, er ist bei bester Laune und stolzer Besitzer aller Löffel dieser Welt. Jedenfalls aller sichtbaren.

Nach einigem Hin und Her kommen Mutter und Kind schließlich in einen Rhythmus. Sebastian hält jeweils zwei Löffel. Präsentiert die Mutter einen gefüllten dritten Löffel am Tischrand, lässt Sebastian den rechten leeren Löffel fallen und ergreift den Löffel der Mutter. Von ihm wird gegessen, er wird aber nicht mehr hergegeben. Seine Mutter ist zwar froh, dass Sebastian bei den Mahlzeiten wieder fröhlich wirkt und zunehmend bei Appetit ist, aber den dritten, fallengelassenen Löffel immer irgendwo hervorzukramen ist ihr nicht sehr sympathisch. »Wenn er mir den Löffel wenigstens geben würde, wäre es auch nicht so eine Patzerei!«

Ich ermuntere sie, das mit Sebastian auszudiskutieren. Die Mutter schaut mich verwundert an. Was, bitte, was soll sie tun?

Das Wunderbare an Babys ist erstens, sie lügen nicht, und zweitens, sie machen immer das absolut Logische, und das auf direktem Weg. Übersetzt heißt das: Was mich interessiert, will ich haben und anfassen. Was mich nicht interessiert, schaue ich nicht einmal an. Was mich ärgert, werfe ich weg. Was ich nicht mehr brauche, lasse ich einfach fallen.

Das macht auch Sebastian. Er braucht den einen leeren Löffel nicht mehr. Er lässt ihn fallen. Er will seine Mutter damit nicht ärgern. Vielleicht kann er lernen, dass seine Mutter den leeren Löffel zurückhaben will. Aus seiner Sicht gesehen, ist es auch durchaus verständlich, dass seine Mutter den Löffel zurückhaben will. Sie findet Löffel sicher genauso interessant wie er.

»Sebastian, komm, tauschen wir«, sagt jetzt die Mutter und streckt nicht nur den gefüllten Löffel, sondern gleichzeitig auch die zweite geöffnete Hand vor. »Da hast du diesen Löffel, und dafür gibst du mir den anderen!« Zuerst ist sich Sebastian nicht so sicher, wie er jetzt reagieren soll. Aber als seine Mutter etwas am rechten Löffel zieht, lässt er ihn – den gefüllten neuen Löffel vor der Nase – los. Jetzt ist die Mutter so froh über ihren Löffel wie zuvor Sebastian. Die Technik des »getauschten Löffels« hat funktioniert!

Eigentlich gibt es noch eine ganze Reihe verschiedener Löffel-Techniken. Man kann sie später, wenn feste Kost auf dem Plan steht, auch als Gabel-Techniken verwenden. Zum Beispiel der »Fondue-Löffel«: Er wird von der Mutter gefüllt und bereit zum Ergreifen vor das Kind auf seinem Teller abgelegt. Speziell das selbstständige Beladen des Löffels kann Kindern natürlich noch Schwierigkeiten bereiten.

Es gibt auch den »Assistenz-Löffel«. Er wird bei älteren Babys eingesetzt. Diese wollen ja meist den gesamten Ablauf des Löffelns selbst üben. Gelegentlich geht das allerdings auf Kosten der Menge. Aber füttern lassen sie sich auch nicht mehr! Bei diesem Konflikt hilft der »Assistenz-Löffel«. Er wird kombiniert mit der Frage »Magst du?« und wartend am Tischrand eingeparkt. Eine gelegentliche Zusatzportion – so sie höflich und dezent am Tischrand wartet – kann auch großen Babys durchaus willkommen sein.

Achtung: Nehmen Sie Ihrem Kind nie sein Besteck aus der Hand. Das vorsorgliche Bereithalten von Ersatzbesteck in Reichweite ist deshalb ein wichtiger Teil der Vorbereitung.

Die Essposition
Mit Beginn der ersten Löffelversuche zwischen fünftem und sechstem Lebensmonat stellt sich Eltern schlagartig die Frage: In welcher Position wird gefüttert? Hand in Hand mit den Veränderun-

gen der Löffeltechniken sind jetzt auch laufend Veränderungen der Essposition des Babys angesagt.

Im Arm, auf dem Schoß: Die ersten Versuche mit dem »Einfüll-Löffel« werden meist – entsprechend der bisherigen Trinktechnik – gemacht, indem man das Baby im Arm hält. Der Nachteil dabei ist: Man kann einander nicht ins Gesicht sehen. Das gegenseitige Abstimmen, Zeichen-Geben und Verstehen, aber auch eine »Unterhaltung« sind dadurch erschwert. Ebenso wie bei der Trinkposition auf dem Arm sind manche Babys irritiert, wenn sie sich nicht frei bewegen können oder sogar von außen bewegt werden.

Wippe: Abhilfe kann hier das Sitzen in der Wippe schaffen. So kann die Mutter ihrem Kind gegenübersitzen. Allerdings ist zu beachten, dass diese Wippenzeit auch schnell wieder abgelaufen sein wird. Unterhaltung und gegenseitige Abstimmung kann in der Wippe zwar stattfinden. Die halb liegende Positionierung hält das Baby aber in einer relativ inaktiven Lage. Lehnen Sie sich doch selbst einmal weit zurück in Liegeposition, dann werden Sie erleben, dass es in dieser Stellung auch schwirig ist, Hand- und Blickrichtung zu koordinieren. Aktives Essen sieht anders aus! Meist ist diese Position auch kombiniert damit, dass das Kind keinerlei Zugriff zu Löffel oder Gläschen/Teller hat, aus dem der Erwachsene schöpft. Kein Tisch, auf dem etwas liegt, ist in Sicht. Die Wippe sollte deshalb wirklich nur auf die Zeit beschränkt sein, in der ein Baby noch nicht Kopf und Rücken kontrollieren kann. Gibt es beim Wippenfüttern also zunehmend Probleme, kann es sein, dass Ihr Kind aus dieser Position längst herausgewachsen ist. Jetzt ist dringend ein Hochstuhl angeraten!

Hochstuhl: Gehen Eltern in ein Geschäft, um einen Hochstuhl zu kaufen, stehen sie allerdings vor neuen Problemen. Welches Modell? Ein guter Tipp: Nehmen Sie Ihr Baby zum Einkauf mit und setzen Sie es vor Ort hinein. Fühlt es sich wohl darin? Sitzt es hoch genug, um ähnlich wie ein Erwachsener bei Tisch in den Teller hineinsehen zu können? Oder umgekehrt die Frage: Würden Sie selbst bei Tisch auch so sitzen wollen? Oder ist die Tischplatte in

Kinnhöhe und die Sicht versperrt? Grundsätzlich könnte man dem Baby dann mit Sitzeinlagen helfen, die man später, wenn es gewachsen ist, wieder entfernen kann.

Auch die Sicherheit spielt eine Rolle. Am idealsten ist ein Verschluss in Bauchhöhe. Er verhindert, dass Ihr Baby in einem unbeobachteten Moment unter dem Tisch durchrutschen kann. In letzter Zeit gibt es leider Modelle, die es ermöglichen, das Kind über den Schultern an die Rückenlehne anzugurten. Bitte tun Sie das nicht! Mit dem Oberkörper nach vorne zum Tisch zu kommen, ist die eigentliche »Arbeits-« und Essposition. Auch wir Erwachsenen lehnen uns zurück, wenn wir Pause machen, und kommen für den nächsten Bissen dann wieder nach vorne zur Tischplatte. Ein Kind an der Stuhllehne festzubinden, heißt also, es in einer »Ich-esse-nicht-Position« zu fixieren. Ich weiß nicht, wie viele Kinder *ohne* Essprobleme das tolerieren. Für Kinder *mit* Essproblemen ist von einem solchen Festbinden jedenfalls dringend abzuraten. Viele Hochsitze haben eigene und abnehmbare Tischplatten integriert. Bald stellt sich eine neue Frage. Wann sollte man diese abmontieren und das Kind an den Familientisch holen?

Familientisch: Beginnende Familienkost ist empfohlen ab circa dem zehnten Lebensmonat. Spätestens ab diesem Alter sollte das Kind aber auch sehen und erleben, wie diese Familienkost überhaupt aussieht. Spätestens jetzt gehört es an den Familientisch. In diesem Alter versuchen viele Kinder auch erstmals, selbst zu essen. Beobachten und imitieren stehen jetzt auf dem Programm. Sie werden jetzt von Ihrem Kind genau observiert und studiert. Isst Mama das auch? *Wie* isst Papa das? Mehr als wiederholte Fütterungsversuche zu starten, macht es nun Sinn, vor den Augen des Kindes selbst zu essen.

Lätzchen – ja oder nein?
Keine Frage – Lätzchen verhindern Flecken auf der Kleidung. Dass Babys ein Lätzchen umgehängt bekommen, ist so selbstverständlich, dass es sogar der Grafiker der Erstausgabe dieses Buches als Sujet für das Cover verwendete. Trotzdem. Bei schon bestehenden Fütterungsproblemen könnte es angeraten sein, darauf zu verzich-

ten. Vor allem vier Fragen sind dabei zu beachten. Ärgert sich Ihr Baby schon, während Sie das Lätzchen nur fixieren? Das wäre höchst kontraproduktiv. Ärger ist kein guter Einstieg für die kommende Mahlzeit. In der Vorbereitungszeit sollte man ja auf gute Stimmung achten. Berührt das Lätzchen die Mundpartie Ihres Babys? Das kann für Babys während der Mahlzeit sehr irritierend sein. Speziell ihre Mundpartie ist hochsensibel. Bei jedem Schluck oder Bissen dort auf der Haut gekitzelt zu werden, ist einfach unangenehm. Schränkt das Lätzchen die Bewegungsfreiheit der Hände ein? Ich denke hier an Tücher und sogar Windeln, die manchmal großflächig über das Kind gebreitet werden, oder Plastikhänger, die verhindern, dass die Hände zugreifen können. Schließlich als letzte Frage: Schränkt das Lätzchen die Sicht des Babys ein? Speziell in Sitzposition können manche aufgebauschten Lätzchen oder Ähnliches nämlich verhindern, dass das Baby überhaupt sieht, was vor ihm passiert. Der noch so ideal angebotene »wartende Löffel« mit köstlichem Gemüsebrei oder die verlockendsten Erdbeeren verlieren ihre Wirkung, wenn das Baby diese gar nicht sehen kann. Manchmal ist ihm sogar der Blick auf die eigenen Hände versperrt! Wenn Sie also eine dieser Fragen mit »Ja« beantworten, so sollten Sie auf Lätzchen verzichten. Es kann sinnvoller sein, Ihr Kind erst nach der Mahlzeit zu säubern.

Die Sache mit dem Schnuller

Grundsätzlich brauchen Babys nicht zwingend einen Schnuller. Trotzdem steht Säuglingen und Kleinkindern das Saugen am Schnuller durchaus zu. Fast jede Epoche und Kultur hat eine Art Schnuller zur Babyberuhigung entwickelt. Saugen ist eine wichtige Angelegenheit für Babys und hat im Deutschen sogar zum Begriff »Säugling« geführt. Besonders wenn Babys müde sind, sich weh getan haben oder frustriert sind, können sie sich durch Saugen am Schnuller beruhigen und wieder ins Gleichgewicht bringen. Trotzdem sollte man darauf achten, dass das Saugen am Schnuller nicht zur Angewohnheit wird. Diese kann manchmal fast schon Sucht-Charakter annehmen.

Beim Spielen zum Beispiel braucht kein Kind einen Schnuller. Bewährt hat es sich, dem Kind seinen Schnuller zwar dann zu geben, wenn es ihn verlangt. Man sollte allerdings versuchen, ihm den Schnuller nach einiger Zeit mit der Feststellung »den brauchst du jetzt sicher nicht mehr« auch wieder abzunehmen. Widersetzt sich das Kind, kann es ihn noch ein wenig behalten. Sinnvoll ist es auch, das mit der entsprechenden Verwunderung zu kommentieren: »Wirklich?! Brauchst du ihn noch!?«, um das Abnehmen unverdrossen einige Minuten später wieder zu probieren. Auch hier ist es die Erwartungshaltung der Eltern, die den Schnullerbedarf des Kindes in die jeweiligen Bahnen lenkt. Grundsätzlich gilt auch hier: So viel wie unbedingt notwendig, aber so wenig wie möglich.

Abgesehen von den ersten Monaten braucht auch kein Kind den Schnuller von den Eltern direkt in den Mund gesteckt zu bekommen. Den Schnuller in die Hand zu geben, reicht meistens völlig aus. Herauszubekommen, wie man sich das Zauberding richtig mit der eigenen Hand in den Mund steckt, kann eine höchst sinnvolle und für Babys befriedigende Tätigkeit sein. So können Babys gleichzeitig selbstständig Feinmotorik und Hand-Mund-Koordination üben.

Weil es so umständlich ist, den Schnuller dauernd suchen zu müssen, wird der Schnuller auch häufig mit dem scheinbar praktischen Klipp an der Bekleidung angeheftet. Bitte tun Sie das nicht. Der Schnuller soll ja eben *nicht* zur Angewohnheit werden. Sind die Kinder dann mobil, ist es empfehlenswert, den Schnuller an einer für das Kind selbstständig erreichbaren und bestimmten Stelle (in einer Schublade oder einem Kästchen) zu verwahren. Und ihn mit den Worten »den brauchst du jetzt doch nicht mehr?« nach einiger Zeit wieder einzukassieren und zurück an die übliche Stelle zu legen.

Führen all diese Empfehlungen zu keinem Erfolg, so ist es gut möglich, dass der übergroße Wunsch nach dem Schnuller nicht nur eine simple Angewohnheit ist. Der Schnuller kann auch als Ersatz dienen. Besonders bei Fütterungsproblemen kann der Schnuller eine solche »Ersatzfunktion« bekommen. Bei Hunger verlangt das Kind den Schnuller, statt den Eltern seinen Hunger zu signalisieren. Während das Kind scheinbar zufrieden und »zugestöpselt« ist, trägt der Schnuller so dazu bei, dass sein Hunger übersehen werden kann. Auch als Ersatz für die Befriedigung anderer

Bedürfnisse wie zum Beispiel kuscheln, spielen mit den Eltern oder eines ganz allgemeinen Wunsches nach deren Zuwendung muss der Schnuller manchmal herhalten. Man sollte deshalb beobachten, wann und in welchen Situationen das Kind den Schnuller verlangt. Den Schnuller einfach zu »kassieren« ist da keine Lösung. Es geht darum, dem Kind das zukommen zu lassen, was es eigentlich *wirklich* braucht. Ganz allgemein werden kindliches Signalgeben und Meinungsbekundungen durch einen Schnuller eingeschränkt. Gesichtsausdruck und Mimik sind weniger sichtbar, die Mundpartie ist verdeckt. Schnullern schränkt die Kommunikation ein. Man teilt sich weniger mit und wird gleichzeitig schlechter verstanden. Kinder, die fortwährend den Schnuller im Mund haben, sprechen weniger oder lernen es erst verspätet.

Wann kann ein Kind selbst essen?

Die Frage, ab wann ein Kind selbst essen kann, scheint nur auf den ersten Blick simpel. Meist machen sich Eltern darüber viele Gedanken. Selbstständig essen könnte ein Kind ja, sobald es Dinge ergreift und in den Mund steckt. Das ist es aber nicht, was Eltern meist meinen. Vielmehr geht es ihnen um die Frage, ab wann sie erwarten können, dass ihr Kind ohne viel Kleckerei und selbstständig den Löffel führen kann. Ab wann kann es den Löffel selbst eintauchen, füllen und dann noch mit der gesamten Ladung in den Mund treffen?

Die Eltern stellen diese Frage selten aus reinem Wissensdurst, sondern eher aus einem Dilemma heraus. Nämlich:»Ich habe den Eindruck, mein Kind will selbstständig essen – aber das kann es doch noch gar nicht!«

Völlig richtig! Beides stimmt.

Die vorhin beschriebenen verschiedenen Löffeltechniken sind die Verbindung zwischen diesen beiden Fakten. Die unterschiedlichen Variationen der Löffelfütterung begleiten das schrittweise Erlernen. Der erste Schritt ist: das Ding *untersuchen*. Der zweite Schritt ist, damit zu *hantieren*. Mit Löffeln kann man nämlich etwas *tun*. Man kann zum Beispiel ausprobieren, ob man damit Brot löffeln oder ein Würstchen schneiden kann. Offensichtlich haben Löffel ja etwas mit Essen zu tun. Man kann damit aber auch

Musik machen, auf den Tisch und den Teller klopfen und die unterschiedlichsten Geräusche entstehen lassen.

Wann ein Kind den Löffel selbstständig mit Essen beladen kann, hängt natürlich von der jeweiligen Speise ab. Ein Brei mit dicker Konsistenz wird eher am eingetauchten Löffel haften bleiben als eine dünnflüssige Suppe. (Die Mahlzeit mit einer Suppe zu beginnen, kann deshalb höchst frustrierend sein und die ganze Mahlzeit überschatten!)

Wunderbar sind Löffel auch, um etwas zu *zeigen*. Was Mütter zur Verzweiflung bringt und beim Füttern oft als hinderlich erlebt wird, ist genau diese Eigenschaft. Man kann damit zeigen, dass man eine Pause will. Man kann damit den Zugang zum Mund versperren. Jetzt braucht man sich nicht einmal mehr wegzudrehen. Der eigene Löffel verlegt den Weg. Das sieht auch die Mutter so. »Wenn er einen eigenen Löffel hat, lässt er sich nicht mehr füttern!« Irrtum. Das Baby benutzt den eigenen Löffel absichtlich so, um Pausen einlegen und das Tempo mitbestimmen zu können. Ist es bereit für den nächsten Bissen, nimmt es den Löffel eben aus dem Mund. Klar kann es das.

Tut es das nicht, könnte es natürlich auch heißen: »Danke, ich bin fertig.« Denn Babys können ihren Löffel ganz ähnlich einsetzen wie Erwachsene ihr Besteck. Auch wir signalisieren mit Messer und Gabel – über Kreuz oder nebeneinander auf den Teller gelegt – ob wir weiteressen wollen oder nicht.

Selbstständig essen können ist also keine Fähigkeit, die plötzlich vom Himmel fällt. Man kann nicht sagen, bis zum 24. März wirst du gefüttert und ab 25. März kannst du es dann selbst. Das selbstständige Essen zu lernen ist ein lang andauernder Prozess. So manchen harten Fleischbraten werden Sie auch noch Ihrem Schulkind kleinschneiden müssen. Viel entscheidender als die Frage, wann ein Kind alleine essen *kann*, ist die Frage, ab wann will es das selbstständige Essen *lernen*? Indem Niclas mit seinen sieben Monaten zum ersten Mal zum Löffel greift, zeigt er: Ich will es lernen. Ich will jetzt damit beginnen, es zu lernen.

Babys kennen nämlich noch einen ganz anderen Hunger als nur den nach essbarer Nahrung. Babys sind auch hungrig nach geistiger Nahrung, und dieser Wissensdurst kann manchmal sogar stärker sein als das Verlangen nach Essen. Menschenbabys wollen lernen.

»Ich will mich bewegen und selbst entscheiden« – 8 bis 18 Monate

Eine Revolution findet jetzt statt. Das Baby wird zum Kleinkind. Es lernt sich fortzubewegen! All die Dinge, die es sieht, kann es jetzt auch (versuchen) zu erreichen. Unglaublich, wie sich das Leben dadurch verändern kann. Um sich als Erwachsener diese neue Dimension vor Augen zu führen, müssten wir uns vorstellen, dass wir plötzlich merken würden, wie uns Flügel wachsen. Plötzlich kämen wir darauf: Wir können ja fliegen! Natürlich muss man das fleißig üben. Nicht immer gelingt es. Jeder Übungstag bringt neue Überraschungen. Wenn es plötzlich so viele neue Möglichkeiten gibt, muss man aber noch etwas erlernen – nämlich Entscheidungen zu treffen. Nicht nur der Körper hat neue Fähigkeiten entwickelt und kann jetzt – buchstäblich – eigene Wege gehen. Auch entwicklungspsychologisch hat das Baby nun eine neue Dimension erreicht. Es will auch innerlich eigene Wege gehen – nämlich lernen, über sich selbst zu bestimmen. Unter Umständen will es sich nicht mehr füttern lassen, sondern selbst essen (lernen).

> **Sammy** wurde gestillt und hatte auch kein Problem mit dem Löffel. Aber jetzt mit dreizehn Monaten treibt er seine Mutter zur Weißglut. Er isst nicht. Meist protestiert er schon, wenn er nur in den Hochsessel gesetzt wird. »Es macht mich rasend, wenn er nichts isst!«, haben wir von Frau S. (schon im ersten Kapitel) erfahren. Gelegentlich lässt er sich zwar zu ein paar Löffeln Brei herab. Aber dann ist Schluss. Sammy will raus aus dem Sessel. Wenn ihn seine Mutter nicht rechtzeitig herausnimmt, versucht es Sammy auch selbst. Einmal ist er sogar schon herausgefallen. Sammys Mutter geht mit ihm kaum mehr aus. Vor Fremden will sie sich das Theater schon gar nicht geben.

»Ich weiß, er mag nicht mehr im Hochsessel sitzen, aber für einen andern Sessel ist er noch zu klein«, meint seine Mutter. »Außerdem soll er ruhig lernen, dass man bei Tisch isst.«

Ja. Schon. Diese zwei Sätze der Mutter dürften auch sein Problem sehr gut beschreiben. Für einen Sessel, auf den er sich selbstständig setzen kann, ist er zu klein. Für Tischmanieren scheint er aus Sicht seiner Mutter hingegen schon alt genug zu sein. Also was jetzt?

Sammys Alter ist eine Übergangszeit, wo nichts zu passen scheint. Es ist nicht nur für ihn schwer, sondern auch für seine Mutter. Einem älteren Kind könnte man das alles ja erklären. Wenn er schon sprechen könnte, wäre es auch möglich, mit ihm Verschiedenes zu bereden. Aber so? Frau S. ist sich nicht einmal sicher, ob Sammy das nicht *absichtlich* macht. Er *weiß* doch, dass er bei Tisch sitzen soll. Er weiß auch, dass sie sich freut, wenn er brav isst. Will er sie ärgern?

Wie fragt man ein Kind, das noch nicht sprechen kann? Das geht nur, indem man ihm Situationen anbietet und dann seine Reaktion beobachtet. Ich schlage also Frau S. vor, ein »Stehbuffet« zu veranstalten. Nicht sie ist es, die steht, sondern Sammy. Das Essen wird, so wie Frau S. es Sammy beibringen will, auf einem Tisch serviert. Der Tisch ist aber so niedrig, dass Sammy davor stehen bleiben kann. Kommt der Prophet nicht zum Berg, so muss der Berg zum Propheten.

Stehbuffet

Vorbereitung: Für Sammy wird ein niedriger Couchtisch (oder ein Kindertischchen) und Essen zum Greifen vorbereitet. Auch ein Teller mit dickem Brei steht bereit. Als Frau S. das gemeinsame Essen auf dem Couchtisch serviert, ist Sammy sehr interessiert. Schnell kommt er angekrabbelt und zieht sich selbstständig hoch. Was gibt es heute Interessantes? Ist das essbar?

Erster Bissen: Sammy langt zu den Erdbeeren und stopft sich eine in den Mund. Kauend hangelt er sich entlang der Tischkante zum Brei mit dem darin steckenden Löffel. Da muss man sich aber sehr strecken, um den noch zu erreichen! Mit einem Arm abgestützt und nur auf einem Bein balancierend, schafft es Sammy schließlich, sich den Löffel zu organisieren. Das war jetzt wirklich schwierig! Gott sei Dank ist der Brei dick angerührt und haftet am Löffel. Hm, sehr gut, so ein selbst organisiertes Essen!

Eigentliche Mahlzeit: Sammy hat vorerst genug von seinen Kunststücken und lässt sich langsam auf seinen Hosenboden fallen. Er krabbelt quer durchs Zimmer hinüber zur Spielkiste und zieht sich dort wieder hoch. »Willst du noch was?«, fragt seine Mutter noch am Tisch sitzend vom anderen Ende des Raumes. Lockend hält sie einen mit Brei gefüllten Löffel in Sammys Richtung. Ja, das wäre ein gutes Ausflugsziel für Sammy. Quer durchs Zimmer macht er sich, diesmal auf zwei Beinen, wieder auf die Reise. Entlang der Spielkiste über die Regale führt der Weg, zwei Schritte frei gegangen, einmal hingefallen, am Sessel hochgezogen, wieder zwei Schritte frei, geschafft! Sammy ist wieder bei seiner Mutter angekommen. Sich an ihrem Arm festhaltend holt sich Sammy selbst seinen nächsten Löffel Brei ab. Und noch einen. Nach drei Löffeln macht sich Sammy wieder auf seinen Krabbelweg zur Spielkiste. Dort angekommen dreht er sich sofort zu seiner Mutter um. Na, was ist mit dem nächsten Löffelangebot?, scheint sein Blick zu fragen. Nach drei wiederholten Ausflügen hat Sammy auf diese Weise seine ganze Mahlzeit aufgegessen.

Beenden: Von seinem letzten Ausflug kommt er nicht mehr zu Mamas Esstisch zurück.

Sammy lernt gerade gehen. Diese neue Fähigkeit ist wie ein neues, aufregendes Spielzeug und viel zu spannend, um es wegen ein bisschen Hunger zu unterbrechen. Nur wenn der Hunger groß genug ist, nimmt er die Unannehmlichkeit des Sitzen-Müssens in Kauf.

Ist der größte Hunger allerdings gestillt, überwiegt wieder die Lust auf das neue Spielzeug gehen lernen.

Nicht nur Babys, die gerade gehen lernen, sondern alle Kinder mit großem Bewegungsdrang halten das Stillsitzen bei Tisch nicht lange aus. Solche Kinder haben keine Abneigung gegen das Essen, sondern gegen die körperliche Untätigkeit dabei. Auch Sammy hat kein Problem mit dem Essen selbst. Auch dass er seine Mutter bewusst ärgern will, scheint eher ein Missverständnis zu sein. Nachdem Frau S. erlebt hat, wie gut Sammy am Stehbuffet isst, entscheidet sie sich, die nächste Zeit dabei zu bleiben. Sie versteht selbst nicht ganz, warum sie so zornig war. Sammy will seine Mutter nicht ärgern. Seine Mutter weiß das jetzt.

Erziehungsfragen

Eltern haben oft wunderbare Ideen, wenn es um die Erziehung ihrer Kinder geht: »Er soll lernen bei Tisch zu essen!«, sagt Sammys Mutter. Andere meinen: »Sie soll lernen, dass man bei Tisch sitzen bleibt!«, »er soll lernen, dass alle gemeinsam essen!«, »sie muss warten lernen!«, »er muss auch Gesundes essen!«, »er muss lernen, dass Zähneputzen dazugehört!«, »er muss teilen lernen!«

Ja, richtig. Keine Frage, dass Kinder das alles lernen sollen.

Die Frage ist nur, wie sollen sie das lernen? Und wann fängt man damit an? So wie es in der Entwicklung eine klare Reihenfolge gibt, so gibt es eine solche auch in der Erziehung. Erziehung kann mit Entwicklung aber nur Hand in Hand gehen. Kein Mensch käme auf die Idee, von einem sechsmonatigen Kind das Gehen zu verlangen. Auch nicht mit dem Argument »Das muss man doch später können!« (sollte es doch jemand versuchen, ist es gut möglich, dass das Kind Probleme beim späteren Gehen entwickelt). Es ist allgemein bekannt, dass Kinder selten vor dem ersten Lebensjahr selbstständig gehen können. Man sieht nämlich, dass ein Baby das noch nicht kann.

Bei inneren und damit unsichtbaren Fähigkeiten eines Kindes herrscht keineswegs die gleiche Klarheit. Zum Beispiel die Fähigkeit, Gefühle und Wünsche zu zügeln, auch große Babys können das noch nicht. Im Klartext: Wenn Sie nicht haben wollen, dass Ihr Einjähriger die Fernbedienung verstellt, müssen Sie diese wegräumen. Das Kind weiß zwar inzwischen, dass es sie nicht verwenden soll. Aber der Verlockung widerstehen kann es noch nicht. In der Fachsprache nennt man diese Fähigkeit Impulskontrolle. Das dafür zuständige Gehirnzentrum reift erst im Laufe des dritten Lebensjahres aus. Auch die Fähigkeit zu begreifen, dass andere Menschen andere Wünsche haben könnten als man selbst, entwickeln Kinder erst mit anderthalb Jahren. Kleinkinder sind nicht einfach kleine Erwachsene. In manchen Bereichen denken sie noch fundamental anders.

Erziehung funktioniert in den ersten Lebensjahren vor allem durch das Prinzip »Vorbild«. Nicht das, was Sie sagen oder vom Kind verlangen, ist das Entscheidende. Was Sie selbst tun oder nicht tun, ist von Bedeutung! Sie werden von Ihrem Baby nämlich aufmerksam beobachtet und studiert. Es will alles so machen wie Sie. Babys haben so etwas wie einen eingebauten Chip, der sie ihre Eltern nachahmen lässt.

Wenn Sammys Mutter möchte, dass ihr Sohn lernt, dass bei Tisch gegessen wird, so ist es deshalb vor allem wichtig, dass sie selbst dort isst und sitzen bleibt. Sie isst dort. Sie isst gerne dort. Ihr schmeckt es. Das ist das Signal. Sie lässt sich von Sammy auch nicht von dort weglocken. Das ist es nämlich, was bei bewegungshungrigen kleinen Kindern mit Essproblemen immer wieder passiert. »Ich muss ihm das Essen durch die ganze Wohnung nachtragen! Sonst isst er ja gar nichts!«, erzählt dann die Mutter (und ärgert sich über die Essensreste auf dem Teppich). Aber so etwas ist nicht nur für Mütter lästig. Wer Sammys Geschichte gelesen hat, wird verstehen, dass auch er weniger Vergnügen hätte, würde ihm das Essen hinterhergetragen werden. Das Ausflugsziel »Esstisch« mit Gehübungen zu verbinden, ist ähnlich wie auf den Baum zu klettern und sich von dort die Kirschen selbst abzuholen. Ein echtes Projekt! Trägt einem die Mutter das Essen nach, ist der Spaß auch schon verdorben. Außer – und das ist dann auch häufig Babys Gegenstrategie – man läuft vor Mutter und Essen davon. Auch bei einem Nachlaufspiel kann man sich ja wunderbar bewegen! Mutters Plan zu füttern wird dabei allerdings etwas auf der Strecke bleiben.

Das Prinzip Vorbild und Nachahmung kann man sich bei Essproblemen auch in anderen Situationen zunutze machen. Wenn Sie denken, Ihr Kind könnte Hunger haben, so kann man es durch das Vorbild-Prinzip wortlos befragen. Beginnen Sie selbst etwas zu essen! Schaut Sie Ihr Kind dabei an? Kommt es näher? Oder übersieht es geflissentlich, was Sie da gerade tun? Wenn Sie denken, es könnte Zeit für Ihr Kind sein zu essen, nehmen Sie zuerst selbst einen Bissen. Ihr Kind sollte vielleicht trinken? Nehmen Sie sich zuerst einmal selbst einen Schluck. Sie wollen, dass Ihr Kind auch Gesundes isst? Richtig! Tun Sie es zuerst einmal selbst.

Wissen Sie, wie Fohlen lernen, welche Kräuter der Wiese genießbar sind und welche sie meiden müssen? Die Pflanzen, die die Mutterstute übrig lässt, lassen sie auch stehen. Fohlen beobachten ihre Mutter. Kluge Menschenkinder können das mindestens genauso.

Das Prinzip der Vorbildwirkung kann man auch beim Zähneputzen nutzen. Lassen Sie sich selbst dabei von Ihrem Kind zusehen! Das Thema Zähne ist besonders bei schon bestehenden Essproblemen äußerst heikel. Auch hier handelt es sich ja, so wie beim Essen, um etwas, was sich im Mundbereich abspielt. Die Empfehlung von Zahnärzten, schon beim ersten Zahn mit dem Putzen zu beginnen, kann solche Eltern vor schier unlösbare Konflikte stellen. Das Kind brüllt wie am Spieß. Es presst den Mund zusammen. Wie weit sollen Eltern dann gehen?

Die Frage des Zähneputzens stellt sich bei Essproblemen so häufig, dass ich bei Zahnärzten schon diesbezügliche Erkundigungen eingezogen habe: Für Zähne wirklich schädlich sind dauerndes Naschen und permanentes Nuckeln von gezuckerten Getränken.

Das frühe Zähneputzen ist hingegen vor allem aus »Erziehungsgründen« so früh empfohlen, gar nicht so sehr wegen der Zahngesundheit. Das Kind soll sich dadurch möglichst frühzeitig ans Zähneputzen gewöhnen. Es soll dies später als Selbstverständlichkeit des Alltages begreifen. Versucht man allerdings, das Zähneputzen zu erzwingen, könnte der gute Plan ganz ins Gegenteil umschlagen. Schlussfolgerungen des Kindes wie: »Wenn ich einmal groß bin, werde ich selbst *nie* Zähne putzen!«, sollte man also vermeiden. Gibt es schon Essprobleme, kann es sein, dass Sie sich letztendlich (zumindest für einige Zeit) zwischen Zähneputzen oder Essen entscheiden müssen. Zumindest eine Zeit lang sollten Sie dann dem Essen den Vorzug geben. Eins nach dem anderen! Ist das Essproblem gelöst, kann es durchaus sein, dass auch bald auch das Zähneputzen kein Problem mehr ist. Bis dahin gilt, Vorbild geben und sich selbst beim so wichtigen Zähneputzen von Ihrem Baby zuschauen lassen.

Besonders bei der Altersklasse, die im nächsten Kapitel beschrieben wird, könnte erzwungenes Zähneputzen auch direkt in einem neuerlichen Essproblem enden. Für Erziehung in den zwei ersten Jahren gilt ganz allgemein: Ihr Kind erhält in dieser Zeit erst eine ungefähre Richtungsangabe. Jetzt wird der Samen gesät. Die Früchte ihrer Mühen können Eltern zu dieser Zeit aber noch nicht ernten.

»Mein Körper gehört mir« – 18 bis 36 Monate

Jetzt kommt eine interessante neue Zeit auf Eltern zu. Im englischen Sprachraum spricht man von »The Terrible Twos« – den schrecklichen Zweijährigen. Auch im Deutschen gibt es dafür eine nicht allzu schmeichelhafte Bezeichnung. Es ist das Trotzalter. Die Sprache der Entwicklungspsychologen ist etwas wertfreier, sie sprechen von Autonomieentwicklung. Es ist die Zeit der Selbstbehauptung und der Abgrenzung. Es ist eine Phase der Umstellung für die ganze Familie. Konflikte sind vorprogrammiert. Wie die Pubertät kann diese Zeit sowohl für Eltern als auch für Babys anstrengend werden. Familien, die bis dahin kein Fütterungsproblem kannten, können jetzt eines bekommen. Gab es schon Essprobleme, so können sie sich jetzt beträchtlich verschärfen. Alles, was mit dem Körper des Kindes zu tun hat, kann jetzt schwierig werden. Kämmen, Waschen, Umziehen, Zähneputzen, Wickeln, alles wird zum Problem. Manchmal will das Kind nicht hochgenommen oder nicht abgesetzt werden. Mit achtzehn Monaten erreichen Babys eine neue soziale Entwicklungsstufe. Sie erkennen sich selbst im Spiegel. Sie erkennen Unterschiede zwischen den Menschen. Und sie nehmen ihren eigenen Körper in Besitz. Kinder haben zu diesem Zeitpunkt geradezu ein Radarsystem, um Fremdeinmischung zu orten.

Lisa ist achtzehn Monate und das Thema »Essen« ist für ihre Mutter eine einzige Qual. Zwar war Lisa nie eine große Esserin. »Aber so wenig wie in den letzten Monaten« hat Frau L., wie sie es ausdrückt, »noch nie in sie hineinbekommen.« Dabei beginnen die Mahlzeiten gar nicht so schlecht. Lisa lässt sich friedlich und anstandslos in den Hochsessel setzen, die ersten Löffel gelingen noch, und dann plötzlich: Aus. Kein Bissen geht mehr. Lisa dreht sich weg, verzieht das Gesicht und versucht auf dem Hochstuhl aufzustehen. Wenn sie irgendetwas auf dem Tisch Liegendes erreichen kann, nimmt sie es und wirft es zu Boden. Auch der Kinderarzt ist schon beunruhigt: Lisa nimmt nicht mehr ausreichend zu. Dabei hat Frau L. sich schon einiges einfallen lassen. Jedes Mal legt sie zum Greifen und Spielen etwas bereit – Löffel, Kekse oder Biskotten (die in Deutschland Löffelbiskuits heißen). Aber Lisa nimmt diese nur in die Hand, um sie hinunterzuwerfen. Meist würdigt sie das Weggeworfene mit keinem Blick mehr.

Frau L. kocht auch alles selbst und püriert es dann. Sie kauft die Nahrungsmittel alle frisch im Bioladen (und nimmt dafür eine ganze Stunde Anreise in Kauf). Denn das war ihre erste Erklärung: Lisa schmecken die Gläschen und Fertigbreie einfach nicht. Warum sonst sollte sie nach wenigen Bissen die Mahlzeit beenden? Aber Lisa zeigt sich absolut ungerührt von den Bemühungen ihrer Mutter. Sie dreht sich auch bei der Biokost weg, versucht im Hochstuhl aufzustehen und wirft alles, was sie erreichen kann, zu Boden.

Auch bei der ersten Probemahlzeit spielt sich die Esssituation so ab, wie es Frau L. geschildert hat. Obwohl Lisa Brei, Teller, Löffel, Obststücke und Kekse in Reichweite hat und ganz selbstständig hantieren könnte, macht sie nichts anderes, als alles ungerührt in die Hand zu nehmen und hinunterzuwerfen. Nein, so geht das wirklich nicht! Frau L. wird ein Picknick-Testessen vorgeschlagen.

Picknick
Ein Picknick-Essen bedeutet wirklich das, was Sie denken. Es bedeutet: essen auf dem Boden. Durch die neue und ungewohnte Esssituation können unangenehme Erinnerungen und Assoziationen des Kindes, die Mahlzeiten betreffend, vorerst einmal ausgeschaltet werden. Die Situation auf dem Boden erinnert eher an eine unkomplizierte Spielsituation. Es gibt keinen fixen Essplatz und keinen Druck. Den Eltern wird geraten, das Kind nicht einzuschränken, es soll sich völlig frei bewegen können. Es kann zur Mahlzeit kommen, aufstehen, weggehen, wiederkommen, ganz wie es will. Auf diese Weise können Kleinkinder ihr Problem, aber auch ihre Lösungsmöglichkeiten viel deutlicher signalisieren. Sie können sozusagen mit dem ganzen Körper sprechen. Im Hochsessel ist der entfernteste Ort, den das Kind selbst aufsuchen kann, ja nur die Rückenlehne. Beim Picknick kann es sogar den Raum verlassen. Eltern sollten ihr Kind auch nicht zum Picknick-Essen zurückrufen. Sie sollten selbst essen und sich durch eventuelles Herumwandern des Kindes nicht aus dem Konzept bringen lassen. Es ist Essenszeit! Das signalisieren Eltern, indem sie unverdrossen weiteressen. Ihnen macht Essen nämlich Spaß!

Was wird Lisa in der Picknick-Situation machen? Wird sie, wenn sie selbst auf dem Boden sitzt, auch alles wegwerfen? Wird sie wieder aufstehen und weggehen?
Vorbereitung: Auf dem Boden wird ein Plastiktischtuch ausgebreitet, dann deckt man den »Tisch« mit zwei Gedecken. Eines für Lisa, eines für ihre Mutter. Wieder gibt es mehrere Reservelöffel. Auch Kekse, Obststücke und die so praktischen Löffelbiskuits gibt es wie sonst auch. Die Mutter soll sich als Erste auf den Boden setzen und auch als Erste zu essen beginnen. Fütterungsangebote sollen erst erfolgen, nachdem Lisa selbstständig gekostet hat. Wenn sich die Mutter trotzdem unsicher ist, soll sie Lisa einfach dazu befragen.
Lisa steht inzwischen etwas unentschlossen vor der unerwarteten Bescherung auf dem Boden und betrachtet ihre essende Mutter. »Willst du dich nicht auch herset-

zen?«, fragt diese, um das Eis zu brechen. Okay. Lisa trottet zum Picknickplatz und setzt sich – weit, weit weg von dem für sie bestimmten Gedeck. Was jetzt? Frau L. entscheidet sich dafür, Lisa behilflich zu sein, und – diesmal allerdings ohne Lisa zu fragen – übersiedelt Lisas Gedeck zu deren selbst gewähltem Platz. Das war offensichtlich das falsche Kommando: Mit ausdruckslosem Gesicht nimmt Lisa die Biskotte und wirft sie neben sich auf den Boden, dann den Keks und … die Breischale kann die Mutter gerade noch retten.

Lisa rappelt sich auf und geht weg. Das Spielzeugauto da drüben scheint unglaublich interessant. Oder doch nicht? Lisa platziert sich nämlich genau so, dass sie ihre Mutter aus den Augenwinkeln beobachten kann. Wer testet da eigentlich wen?

Wie vereinbart isst die Mutter ungerührt weiter. Nachdem nichts weiter geschieht, verliert Lisa schließlich das Interesse am Spielzeugauto und entscheidet sich selbstständig zurück zum (vielleicht doch interessanten) Picknickplatz zu kommen. Mit einer Geste der Vertrautheit stützt sie sich dabei an der Schulter ihrer Mutter ab und – ist da nicht auch ein Anflug von einem Lächeln? Beim Niedersetzen, angeschmiegt an ihre Mutter, berühren ihre Finger – wie zufällig – die weggeworfene Biskotte. Lisa, jetzt auf ihrem selbst gewählten Platz ganz nahe bei der Mutter, nimmt die Biskotte in die Hand und betrachtet sie (zum ersten Mal seit Picknickbeginn) aufmerksam von allen Seiten. Dann wechselt sie sie in die andere Hand. Dann führt sie sie kurz zu den Lippen.

Erster Bissen: »Magst du was kosten?«, fragt die Mutter und hält ihr einen gefüllten (wartenden) Löffel hin. Lisa erwacht aus ihrer versunkenen Biskotten-Betrachtung und schaut den gefüllten Löffel an. Sie zögert, scheint nachzudenken und kommt schließlich zu einem überraschenden und eigenständigen Entschluss. Statt vom Löffel zu essen oder ihn zu ergreifen, verwendet sie ihre Biskotte. Zielgerichtet fuchtelt sie damit dem ausgestreckten Arm der

Mutter entgegen, bis sie mit der Spitze der Biskotte punktgenau in den Brei des angebotenen Löffels trifft. Das war Millimeterarbeit! Mit einem langen Blick zur Mutter beginnt sie an der Biskotte zu lutschen.

Was ist los mit Lisa? Warum wirft sie alles weg? Warum steht sie auf, um dann wieder zurückzukommen? Warum nimmt sie die ursprünglich weggeworfene Biskotte und behält sie dann doch? Fragen über Fragen.

Die Antwort ist: Lisa ist achtzehn Monate und übt selbstständiges Entscheiden. Aber wie lernt man das? Man sucht sich ein spannendes Thema und widersetzt sich dann den Erwartungen der anderen. Wenn essen und alles, was dazugehört, für die Mutter so wichtig scheint – dann ist das für Lisa das ideale Thema. In Lisas Wahrnehmung wird sie täglich auf die Wichtigkeit des Themas aufmerksam gemacht. »Hat sie genug gegessen?«, fragt der Vater als Erstes, wenn er abends heimkommt. »Heute war die Esserei wieder furchtbar!«, klagt die Mutter. Selbst wenn andere Familien mit Kindern zu Besuch kommen, wird darüber geredet. »Wie geht es bei euch mit dem Essen?« Und dann wird aufgezählt, was wem schmeckt und wer was nicht essen mag. Statt mit ihr zu spielen, fährt ihre Mutter mit Lisa auch stundenlang zum Einkaufen. »Wirst du mir das wieder nicht essen?«, seufzt die Mutter dann mit einer Packung Brei in der Hand. Ja, das Thema Essen scheint aus Lisas Sicht absolut vielversprechend. Dabei kann man sicher gut üben und selbstständiges Entscheiden lernen. Würde Lisa so viel über ihren Ball oder die TV-Fernbedienung hören, hätte sie sich vielleicht diese Themen ausgesucht.

Hat ein Kind einmal das »passende« Thema gefunden, kommt schnell das Zauberwort: »Nein.« Ältere Kinder sagen es auch wirklich. »Nein!« Selbst wenn sie etwas irgendwie doch wollen. Nein sagen ist einfach wunderbar. Es ist wie ein neues Spielzeug. Nein sagen ist Abgrenzung. Und das wird man im späteren Leben sehr wohl brauchen können. Diverse Zeitschriften sind voll mit guten Tipps für Menschen, die diese Entwicklungsphase nicht ideal hinter sich gebracht haben. Zum Beispiel »Wie sage ich Nein zu meinem Chef?«, »erfolgreiches Abgrenzen«, »tun Sie nicht alles, was die anderen von Ihnen wollen«, »respektvolle Partnerschaft«. Auf einem Plakat sah ich einmal einen Spruch: »Nein sagen kann nur, wer ein Ich hat«. Und um das geht es hier auch. Aus Baby Lisa wird ein Ich.

Lisa sagt zwar nicht sprachlich »Nein«. Aber sie meint es. Während sie in ihrem Hochsessel sitzt, sagt sie mit ihrem Körper: »Nein, die Biskotte, die *du* mir herlegst, will ich nicht. Weg damit.« »Nein, die ganze Esssituation, die *du* dominierst, will ich nicht.« »Nein, so eingesperrt will ich nicht sitzen bleiben!«

In der Picknick-Situation auf dem Boden kann sie mitsteuern und deutlicher ihre Meinung zeigen. Lisa hat sich absichtlich nicht zu ihrem Gedeck gesetzt. Indem ihre Mutter das Gedeck verschiebt, zeigt sie, dass sie Lisas Entscheidung nicht respektiert. Infolgedessen wirft Lisa die Biskotte hin und geht selbst auch weg. Ihr Weggehen hat die Mutter aber wiederum gelten lassen und nichts dagegen unternommen. Deshalb kommt Lisa auch freiwillig zurück (und weil sie das Essen am Boden ja doch interessiert). Durch die körperliche Berührung und Nähe zeigt sie ihrer Mutter, dass sie versöhnlich und vielleicht sogar dankbar dafür ist. Die Biskotte kann sie nehmen, weil sie ihr niemand hingelegt hat. Lisa hat sie selbst (wieder)gefunden. Sie nimmt sie sich selbst. Jetzt erst wird sie zu *ihrer* Biskotte.

Die Zeit der sogenannten Autonomieentwicklung kann schon im achten Lebensmonat beginnen und reicht bis ins dritte Lebensjahr. Lisa ist also mittendrin. Wie sollen Eltern mit all dem umgehen? Zu dem sogenannten Trotzalter gibt es in den vielen Ratgebern die verschiedensten Tipps. »Das Kind braucht Grenzen«, »lassen Sie sich nicht tyrannisieren«, »trösten Sie es liebevoll, wenn es nicht bekommen kann, was es will«. Grundsätzlich sind diese Ratschläge durchaus richtig. Trotzdem sind sie, meines Erachtens, zu verallgemeinernd und zu wenig differenziert. Für dieses Entwicklungsalter gilt es nämlich ein neues grundsätzliches Unterscheidungssystem zu finden. Spätestens jetzt stehen Ihrem Baby neue Rechte zu. Es sollte jetzt Bereiche geben, in denen das Kind (mit)entscheiden darf. Die Frage ist nur, welche Bereiche sind das?

Dazu gibt es eine sehr simple Empfehlung. Über alles, was seinen eigenen Körper betrifft, darf das Kind jetzt (mit)bestimmen!

Machen Sie also eine gedankliche Unterscheidung zwischen allgemeinen Themen und solchen, die den Körper Ihres Kindes betreffen. Der Klassiker dieses Alters ist ja das viel zitierte Kleinkind, das sich im Supermarkt auf den Boden wirft und einen Tobsuchtsanfall bekommt, weil es sich eine bestimmte Süßigkeit in den Kopf gesetzt hat. In diesem Fall bei »Nein« zu bleiben, gleichzeitig das Kind aber auch liebevoll zu trösten und ihm zu verstehen zu geben, dass man es trotz eigenem »Nein« und trotz seines Tobsuchtsanfalls noch liebt, ist zweifellos der richtige Notfallplan. Trotzdem. Solche Vorfälle entstehen nicht plötzlich und aus dem Nichts. Meistens haben sie eine Vorgeschichte. Bis das Kind im Supermarkt landet, musste es zum Wickeln (trotz Protest) auf dem Rücken liegen, musste sich (ungefragt) Haare bürsten und (ungefragt) anziehen lassen. Beim Schuheanziehen wurde es unter Umständen festgehalten, und vielleicht gab es als Gipfel dann noch eine Haube, die aufgesetzt wurde. Bis das Kind im Supermarkt landet, steht es also meist schon unter Hochstrom. Nur – keiner hat es gemerkt.

In diesem Alter geht es Ihrem Baby um Abgrenzung und In-Besitz-Nehmen des eigenen Körpers. Das ist ein sehr wichtiger Entwicklungsschritt. Viele Kinder benötigen dazu aber die deutliche Bestätigung ihrer Eltern. Es ist eine Art Genehmigt-Stempel, ein Zeichen für den Satz: »Ja, ich sehe das auch so wie du.« Für Erwachsene ist dieser innere Prozess ihres Kindes gar nicht so leicht nachvollziehbar. Ein gedankliches Modell kann dabei helfen:

Stellen Sie sich vor, Sie beziehen ein Hotelzimmer. Das ist also Ihr neues Zimmer – zumindest nehmen Sie das an. Aber immer wieder passiert es, dass jemand ohne anzuklopfen durch Ihr Zimmer geht. Mit der größten Selbstverständlichkeit wird durchgegangen, etwas geholt, gebracht oder etwas umgestellt. Hallo!!? Ist das nicht mein Zimmer?, würden Sie sich wahrscheinlich denken. Läuft hier etwas falsch? Liegt vielleicht ein Irrtum vor? Das, was Sie glauben, wird offensichtlich von Ihrer Umgebung anders gesehen. Sie merken es daran, dass nicht angeklopft wird! Für Kleinkinder in der Autonomieentwicklung kann es eine ähnliche Verwirrung geben. Sie fühlen zwar, dass dieser Körper ihrer ist. Aber wenn die Bestätigung von außen fehlt, kann es zu einer ziemlichen Verunsicherung kommen. Auch Sie als Erwachsener hätten jetzt ein Problem. Wie könnten Sie den offensichtlichen Konflikt zwischen Ihnen und Ihrer Umgebung lösen? Prinzipiell hätten Sie dazu drei Möglichkeiten.

1. Sie fordern Ihr Recht ein und verrammeln die Tür.
2. Sie schließen daraus, dass hier keiner ein eigenes Zimmer hat, und gehen ebenso (im Sinne von »wie du mir, so ich dir«) in die Räume der anderen.
3. Sie finden sich mit der Meinung der anderen ab und leben als Einziger rechtlos ohne eigenes Zimmer.

Kleinkinder machen es genauso. Viele (Ess-)Probleme dieses Alters haben direkt mit diesen drei unterschiedlichen Strategien zu tun:

1. Das Kind »verbarrikadiert die Tür«, es lässt nichts mehr in seinen Mund hinein. Der Mund ist die eigentliche Eintrittspforte zu seinem Körper und die letzte Bastion der Selbstbestimmung. Durch den Mund geht es in diesen Körper hinein. Auch die andere Seite – nämlich wo es aus dem Körper herausgeht – kann jetzt zum Thema werden. Kinder dieser Altersklasse entwickeln auch häufig eine Verstopfung. Das ist im wahrsten Sinne des Wortes nur die Kehrseite des gleichen Problems. Obstipation im Kleinkindalter ist Kinderärzten wohlbekannt. Wo es in den Körper hinein- und auch wieder herausgeht, befinden sich die allerletzten Körper-Schranken, die ein Kind aufbauen kann.
2. Das Kind zieht die Schlussfolgerung, dass sich hier jeder bei jedem einmischen kann. Es bekommt einen Schreianfall, wenn Sie ein Buch in die Hand nehmen oder sich selbst ein rotes Kleid anziehen. Es mischt sich – so wie es das selbst ebenfalls erlebt – auch in *Ihre* Angelegenheiten ein. Es mischt sich auch bei Einkäufen ein. Es will Schokolade und legt Ihnen die berühmte Supermarktszene hin.
3. Das Kind findet sich mit Ihrer Meinung ab. Es ist also noch ein Baby ohne Anrecht auf eigene Körpergrenzen. Dann isst es natürlich auch wie ein Baby. Es trinkt nur Flasche oder Muttermilch und verweigert altersgemäße Kost. Ab S. 121 werden wir

Gustav, der diesen Weg einschlug, noch kennenlernen. Auch im Abschnitt »Abstillkrise« (siehe S. 170) werden wir Oliver und dieser Variante des Fütterungsproblems noch begegnen.

Natürlich darf man nicht glauben, dass Kleinkinder solche Überlegungen bewusst anstellen. Interessanterweise suchen sie sich selbst gelegentlich die absurdesten Speisen aus, die sie dann *doch* essen. »Mein Kind isst nur Oliven« oder »nur Salat« oder der Gipfel: »nur die Marinade vom Salat!« Die Speiseauswahl der Kinder kann sogar die ungefähre Richtung anzeigen, aus der die aktuelle Problematik kommt. Die wenigsten Eltern legen nämlich Wert darauf, dass ihr Kind Oliven oder Marinade isst. Nährwert? Äußerst fraglich! Das Kleinkind sucht sich scheinbar in diesen Fällen solche Speisen aus, bei denen niemand Interesse daran hat, dass es ausgerechnet dort zugreift. Es wählt Speisen, bei denen kein Druck und keine Erwartungshaltung der Eltern spürbar sind. Manche Kleinkinder essen auch »nur Breiiges« oder wollen »nur Flasche« oder »nur Brust«. Sie verweigern altersgemäße Ernährung. Ihre Botschaft dahinter könnte lauten: »Ich bin noch ein kleines Baby.« In manchen Fällen könnte man allerdings auch glauben, die Botschaft lautet. »Meine Eltern behandeln mich wie ein Baby. Also esse ich auch wie eines.«

Das Zaubermittel, das Eltern jetzt anwenden sollten, heißt: Fragen stellen. Denn – und so gilt es ja auch unter Erwachsenen – wenn jemandem etwas gehört, wie Ihrem Baby sein eigener Körper, fragt man um Erlaubnis, bevor man damit hantiert! Für Eltern ist das eine sehr ungewohnte Sichtweise. Sie kennen ihr Baby ja schon lange und bei kleineren Babys fragt man nicht an, ob man sie hochnehmen oder wickeln darf. (Ankündigen sollte man es aber schon!) Die körperliche Verbundenheit zwischen Müttern und ihren kleinen Babys ist in den ersten Monaten notwendig und ein wichtiges Zeichen der inneren Verbundenheit. Ist der Mutter kalt – zieht sie ihr Kind an. Fühlt sich die Mutter unwohl, beginnt das Baby zu quengeln. Mitten in ein Gespräch vertieft sieht man manche Mütter – fast ohne es zu realisieren – Rasseln schütteln, Schnuller auffangen oder das unruhige Baby wiegen und beruhigen. Es ist eine fast körperliche Selbstverständlichkeit, zu wissen, wie es dem anderen geht. Jetzt, in der Phase der Autonomieentwicklung, beginnen neue und andere Spielregeln. Das Kind bekommt seinen eigenen Willen und will über seinen Körper selbst bestimmen. Spätestens jetzt ist der Zeitpunkt gekommen, Ihrem Kind zu bestätigen, dass seine Forderungen auch berechtigt sind.

Wie man das macht? Klopfen Sie an! Anklopfen bedeutet anfragen! Fragen Sie Ihr Kind vor all den typischen Pflegehandlungen, die während des Alltags mit seinem Körper geschehen müssen. Holen Sie seine Einwilligung ein! Sie zeigen damit: Ja, ich bin auch der Meinung, dass du kein kleines Baby mehr bist. Sie respektieren den Körper Ihres Kindes, indem Sie fragen: »Gehen wir wickeln?«, »darf ich dich frisieren?«, »ziehen wir die Schuhe an?«, »magst du dich einseifen?« Versuchen Sie es! Oft wirkt es Wunder. Sie wollen nur mitbestimmen, was mit ihrem Körper geschieht. Schwierigkeiten in diesem Alter liegen manchmal gar nicht darin, dass sich Ihr Kind nicht frisieren oder anziehen lassen will. Es will sich nur nicht *ungefragt* frisieren oder anziehen lassen. Hier geht es um neue Rechte, die eingefordert werden.

Ihnen, in Ihrem Hotelzimmer, ist es unter Umständen auch egal, ob noch jemand etwas bringt oder holt – es versetzt sie nur in Rage, dass derjenige vorher nicht anklopft. Anfragen und Anklopfen hat also in sich selbst einen Wert. Auch beim Anklopfen ist es so, dass wir (vorsichtig) eintreten, wenn wir keine Antwort bekommen. Das dürfen Sie auch. Keine Antwort heißt »Okay«.

Ein kleines Baby wird vorinformiert, ein großes wird befragt. Sein Körper gehört ihm. Es hat bereits ein Anrecht auf Körpergrenzen und Respekt. Es hat wirklich Entscheidungsfreiheit, und wenn Ihr Kind jetzt »Nein« sagt, müssen Sie es eben zu überzeugen versuchen. Zwischen Erwachsenen gibt es ja auch manchmal unpraktische Meinungsunterschiede. Wenn Ihr Partner nicht mit Ihnen ins Kino gehen will, müssen Sie ja auch mit ihm diskutieren und ihm klarmachen, wie wichtig das für Sie wäre. Sie werden ihn nicht fesseln und mitschleppen. Je weniger diese Körpergrenzen des Kindes respektiert werden, umso häufiger verlagern sich die Mitbestimmungswünsche auf andere Gebiete. Es kommt dann zu den klassischen Exzessen des Trotzalters – oder eben zu Essproblemen.

Fragen wirken in diesem Alter Wunder. Allerdings sollten Sie darauf achten, nur Fragen zu stellen, die auch wirklich den Körper Ihres Kindes betreffen. Ein wenig funktioniert das so wie beim Taschengeldprinzip. Taschengeld bekommen Kinder zum Üben von selbstständigem Handeln. Es ist ein kleiner Betrag, den das Kind mit allen Konsequenzen selbst verwalten kann. Das Kind verwaltet aber nicht das Familienbudget! Wenn das Taschengeld Ihres Kindes derzeit sein Körper ist, so bedeutet das noch lange nicht, dass es gefragt wird, welche Farbe das neue Familienauto haben sollte. Fragen Sie also auch nicht, ob es mit einkaufen kommen will oder ob die Oma zu Besuch kommen darf. Sie klopfen ja auch nicht an, wenn Sie in Ihrer eigenen Wohnung in das Wohnzimmer oder in die Küche gehen.

Auch der Zeitpunkt, wann Sie einkaufen gehen, wird natürlich von Ihnen bestimmt. Trotzdem gelten bereits die Höflichkeitsregeln der Erwachsenen! Beachten Sie deshalb bitte, was Ihr Kind gerade tut. Spielt es gerade mit etwas? Nehmen Sie das bitte ernst. Nehmen Sie in irgendeiner Weise darauf Bezug. Zeigen Sie, dass Sie merken, dass der Zeitpunkt des Einkaufens für Ihr Kind vielleicht ungünstig ist. Puppen, Bücher, Autos und Ähnliches könnte man ja auch zum Einkaufen mitnehmen. Vielleicht will Ihr Kind sich aber auch von seinen Spielsachen verabschieden oder sie vorher verstauen. »Lassen wir die Puppe inzwischen (während des Einkaufens) im Puppenwagen warten?«, »magst du die Puppe/das Auto mitnehmen?«

Prinzipiell sind diese Fragen Ja-oder-nein-Fragen. »Willst du die roten Schuhe anziehen?« Erst bei »Nein« wird die nächste Frage, »willst du die grünen?«, nachgereicht. Eine Entscheidungsfrage, »willst du die roten oder die grünen Schuhe?«, kann für ein Kind dieses Alters sehr schwierig sein. Entscheidungen zwischen mehreren Möglichkeiten überfordern das Kind. Man braucht nur daran zu denken, wie schwer es auch Erwachsenen fallen kann, zwischen der billigen Wohnung ohne Balkon und der teuren mit Balkon zu wählen. Oder die Wahl zwischen dem gut bezahlten Job, bei dem man pendeln müsste, oder dem weniger lukrativen um die Ecke.

Die gute Nachricht zu diesem Thema: Sie selbst müssen sich auch nicht dreinreden lassen. Gleiches Recht für alle! Fragen Sie bitte auch nicht, was Sie kochen sollen! Was auf den Tisch kommt, ist Ihre Entscheidung. Was sich Ihr Kind dann davon nimmt, fällt allerdings schon in den Entscheidungsbereich Ihres Kindes.

Für alle Eltern, die hier mit »Aber?! Wie soll das denn praktisch ablaufen?« reagieren, kommt jetzt die beste Nachricht: Sie dürfen Ausnahmesituationen geltend machen: »Ich habe einen Termin!«, »heute habe ich (ausnahmsweise!) keine Zeit abzuwarten, bis du bereit bist, die Schuhe anzuziehen!« Ausnahmen bestätigen ja die Regel!

Es geht nicht darum, dass Sie *immer* fragen! Es geht darum, dass Sie immer *häufiger* fragen! Die Situationen, in denen Sie von Ihrem Kind eine Meinung eingeholt haben, sollten deutlich jene Situationen überwiegen, in denen Sie nicht angefragt haben. Fast könnte man sagen, Sie können damit so etwas wie Gutpunkte sammeln. Leisten Sie sich also den Luxus, Ihr Kind zu fragen, wenn sie Zeit und Muße haben. Dann können Sie in Notsituationen auch (ohne Schuldgefühle) darauf zurückgreifen und Ihre Gutpunkte quasi einlösen.

Die vielen alltäglichen Situationen, in denen Ihr Kind über seinen Körper selbst bestimmen können sollte, stehen in direktem Zusammenhang mit dessen Essverhalten. Je häufiger Sie außerhalb der Essenszeiten die körperliche Selbstbestimmung Ihres Kindes bestätigen – und anklopfen –, umso mehr entlasten Sie damit auch die Esssituation. Für die Mahlzeiten selbst gelten diese allgemeinen Empfehlungen natürlich im Besonderen. Dem Kind gebührt jetzt ebenso Respekt vor seinem eigenen Teller und seinem Besteck wie einem Erwachsenen. »Soll ich dir was einschenken?«, »soll ich dir schneiden helfen?«, »magst du noch Kartoffeln?« Wir legen unserem Onkel, wenn er zu Besuch kommt, ja auch nicht ungefragt unsere Kartoffeln auf seinen Teller oder nehmen ihm wortlos sein Besteck aus der Hand.

Abgesehen von Essproblemen und Supermarktszenen dieses Alters gibt es noch einen anderen Grund, das Anrecht Ihres Kindes auf Selbstbestimmung über seinen Körper ernst zu nehmen. Sie schützen damit Ihr Kind vor Missbrauch! Kinder, die von klein auf von ihren Eltern die klare Bestätigung: »ja, das ist dein Körper und sogar ich als Mutter/Vater respektiere das«, erhalten, wissen auch später und anderen Personen gegenüber genau, wo die Grenze zwischen Recht und Übergriff liegt. Sie geben Ihrem Kind damit ein eigenes Schutz- und Alarmsystem mit. Das tief verwurzelte Vertrauen, »so etwas verlangen nicht einmal meine Eltern von mir«, gibt einem Kind ein klares Koordinatensystem der Selbst- und Fremdbestimmung mit auf den Lebensweg.

Die Bedeutung der Körpergrenzen und des Entscheidungsrechtes über den eigenen Körper erklärt auch, wieso Krankenhausaufenthalte mit ihren notwendigen körperlichen Übergriffen bei manchen Kindern dieser Altersgruppe das Fass (der Essproblematik) zum Überlaufen bringen können. Besonders Kinder mit belasteter Vorgeschichte können hier äußerst sensibel reagieren.

Grundsätzlich gilt, dass dieser so wichtige Schritt der Autonomieentwicklung ohnehin nicht aufzuhalten ist. Gleichzeitig kann diese Übergangsphase aber gehörig an den Nerven – von Eltern und Kind – zerren. Es macht deshalb Sinn, den schnellsten Weg zu nehmen. Beschleunigen ist also besser als bremsen. Ihr Kind versucht gerade, sich neue und zu seiner derzeitigen Entwicklung passende Spielregeln zu erarbeiten. Indem auch Sie jetzt bewusst Ihr Verhalten ändern, können Sie Ihrem Kind einen Teil dieser Arbeit abnehmen!

Auch Lisas Mutter lernt, Lisa immer mehr einzubeziehen und sie bei Entscheidungen, die ihren Körper betreffen, zu fragen. Lisa hat ja sehr deutlich gezeigt, um was es ihr geht. Aber auch bei den Mahlzeiten selbst wird einiges geändert. Lisas Hochstuhl kommt weg, ein Stufensitz ermöglicht eigene Entscheidungen und Freiraum. Lisa kann dadurch selbstständig zum Tisch kommen und ihn auch ebenso selbstständig – wie ein Erwachsener – wieder verlassen. Außerdem wird vereinbart, in ihrer Gegenwart nicht mehr über ihr Essverhalten zu sprechen.

Die beste Empfehlung für die Mahlzeiten in diesem Alter ist: Seien Sie zu Ihrem Kind genauso höflich wie zu einem Erwachsenen, der mit Ihnen gerade am Tisch sitzt. Aber stellen Sie sich vor, es ist ein Erwachsener mit einem verletzten Arm. Bei manchen Situationen könnte er auf Ihre Hilfe angewiesen sein. Was würde man bei einem Erwachsenen mit Handicap machen? Man würde Fragen stellen! »Soll ich dir helfen?«, »soll ich dir das auf den Teller

legen?«, »willst du ein Glas?« Wie gesagt, jetzt geht es um Höflichkeit.
Auch bei Lisa beginnen wir mit der Vier-Schritte-Mahlzeit. Lisa benötigt allerdings noch etwas Zusätzliches. Denn auch nach wiederholtem Picknick, Sitzen auf dem Stufenstuhl und Vermeidung von Einmischung ist Essen bei Lisa weiterhin eine zähe Angelegenheit. »Sie isst bei den Mahlzeiten immer noch nicht genug!«, meint die Mutter, »wie kann ich ihr denn nach der Mahlzeit noch was anbieten? Sie *muss* ja noch Hunger haben!« Wie so oft hat (auch Lisas) Mutter Recht. Andererseits könnte Lisas Radar für Fremdbestimmung sofort Alarm schlagen, wenn ihre Mutter ihr aktiv etwas anzubieten versucht. Trotz Hunger verweigert Lisa dann das Essen. Selbstständigkeit ist eben zeitweise wichtiger als Essen. Lisas Mutter wird deshalb ein »Babykühlschrank« vorgeschlagen.

Der »Babykühlschrank«
Der Babykühlschrank ist eine Erfindung unserer säuglingspsychosomatischen Station. Eigentlich haben wir sie aber von unseren kleinen Patienten abgeschaut. Wie man weiß, gibt es in Krankenhäusern nicht viel Auswahl beim täglichen Menüplan. Es kommt also sehr häufig vor, dass in den verschiedenen Patientenzimmern das gleiche Essen auf dem Tisch steht. Nun bewegen sich die kleinen Patienten, die schon selbst gehen können, frei auf der Station und besuchen auch andere Mütter oder Kinder im Nebenzimmer. Dabei machten wir eine erstaunliche Entdeckung: Manche dieser Kinder mit Essproblemen verweigern ein bestimmtes Menü im eigenen Zimmer, gehen aber stracks ins Nebenzimmer, um dort die absolut gleiche Speise mit bestem Appetit zu verputzen. Wir sagen dann, sie gehen »einkaufen«!

Das ist einerseits eine sehr erfreuliche, andererseits für die Mütter (der anderen Kinder) aber auch eine ziemlich zwiespältige Angelegenheit. Da kommt das Nachbarskind und isst dem eigenen Kind das Essen weg! Unsere Lösung nannten wir »Babykühlschrank«.

Es gibt hier zwar bei diesem Kühlschrank keine »Kühlung«, aber der Sinn dahinter ist der gleiche: Nahrung wird zwischengelagert. Wir verwenden dazu ein Nachtkästchen in Griffhöhe des Kindes, in dem es sich – so wie die Großen – bei Hunger selbst versorgen kann. Das Kästchen sollte immer gefüllt sein! Bewährt haben sich Schälchen mit Keksen, Obststückchen und ein Getränk. Überreste einer Mahlzeit werden dort zusätzlich zwischengelagert.

Bei Lisa war der Babykühlschrank ein durchschlagender Erfolg. Normalerweise brauchen Kinder einige Tage, um zu merken, dass sie dort selbst »einkaufen« können. Auch die Eltern sollen sich – eben wie bei einem richtigen Kühlschrank – immer wieder wie selbstverständlich daraus bedienen.

Lisa versteht das Angebot sofort beim ersten Einräumen! Kaum war das eben verschmähte Mittagessen im Nachtkästchen verschwunden, hockt sie auch schon davor und isst die Hälfte vergnügt am Boden sitzend auf. Die Frage der Mutter, wie sie ihrer kleinen Tochter noch etwas anbieten könnte, erübrigt sich dadurch. Auch bestätigt sich das Gefühl der Mutter, dass Lisa ja noch hungrig sein müsste.

Zum Babykühlschrank wäre zu sagen, dass er auch einige Tücken hat. Nicht alle Kinder reagieren darauf so prompt wie Lisa. Das lässt Eltern dann an der Wirksamkeit dieser Idee zweifeln. Solange sie nicht erlebt haben, dass ihr Kind auf diese selbstständige Weise isst, glauben sie nicht ernsthaft an den Erfolg. Die Folge ist, dass sie vergessen, den »Kühlschrank« zu füllen. Oder er wird nur halbherzig gefüllt. Verschlossene Packungen, die das Kind gar nicht selbstständig öffnen könnte, werden kaum zum gewünschten Erfolg führen. Das Prinzip »Babykühlschrank« bewährt sich ab circa achtzehn Monaten.

In manchen Fällen können sich die alterstypischen Ablösungs- und Abgrenzungsprozesse auch gänzlich verselbstständigen. So war es bei Gustav, der ein schon lange bestehendes Essproblem hatte.

Gustav ist vierundzwanzig Monate alt, als er auf unsere Station kommt. Seit einem Jahr sind seine Mahlzeiten für die Familie zu einer einzigen Belastung geworden. Freiwillig trinkt er nur aus der Flasche. Breiiges mit Löffel isst er nur, wenn seine Mutter dabei einen großen Aufwand betreibt, und feste Nahrung kommt ihm nicht in den Mund. So etwas fasst er nicht an. Es darf mit seinen Händen nicht einmal in Berührung kommen. Gleichzeitig zeigt er häufiges Erbrechen nach den Mahlzeiten und gelegentlich auch Durchfall. Die Eltern haben schon diverse Ärzte konsultiert, aber Gustav ist körperlich absolut gesund. Das war leider nicht immer so. Gustav war ein Frühchen, verbrachte seine ersten Lebenswochen auf der Intensivstation und musste bald nach der Geburt auch an der Leiste operiert werden. Für kurze Zeit hatte er damals auch mit einer Sonde ernährt werden müssen.

Nach zwei Wochen auf der Station mit diversen Veränderungen, Vier-Schritte-Mahlzeit, Mutter und er bekommen das Gleiche serviert, Mutter beginnt zu essen, er bekommt regelmäßig einen Becher mit Saft zum Brei serviert etc., gibt es noch immer keine nennenswerte Verbesserung. Der einzige kleine Fortschritt: Inzwischen löffelt Gustav zumindest selbstständig einige Löffel klare Suppe. Und mit klar ist auch wirklich *klar* gemeint! Nämlich so klar und durchsichtig, dass jedes geringste Gemüse- oder Einlagestückchen sofort von ihm erkannt und beim Löffeln ausgespart und umgangen werden kann.

Was in den zwei Wochen noch auffällt, ist, dass Gustavs Mutter – zwar auf sehr liebenswürdige Weise, aber eben doch sehr spürbar – die Regie führt. »Hier ist die Serviette!«, »da hast du den Löffel!«, »da hast du zu trinken!«, »stell das Glas bitte nicht so an den Rand.« Alles sehr liebevolle, fürsorgliche Überlegungen, und doch sieht es aus, als käme sie ihrem Sohn in allem zuvor. Für Gustav scheint es nicht viel Platz und Gelegenheiten für eigene Entscheidungen und schon gar nicht für eigenen Erfolg zu geben.

Würde Gustav ohne Regieanweisungen etwas anders machen? Für dieses Experiment wird die Mutter gebeten, einmal weder Hilfestellung zu geben noch irgendwelche anderen Einschränkungen zu machen. Wir wollen nur herausfinden, was unter Gustavs alleiniger und eigener Regie passieren würde. Und es wurde ein eindrucksvolles Erlebnis!!

An diesem Tag gibt es klare Suppe mit Sterncheneinlage. Beim Hantieren kippt der Teller etwas und ein wenig Suppe und drei Sternchen kleben plötzlich an Gustavs Lätzchen. Das scheint Gustav gar nicht zu gefallen. Sofort alarmiert er seine Mutter, die aber glücklicherweise nur meint »das macht doch nichts« und ohne viel Aufhebens zwei Sternchen entfernt.

Da ist aber noch ein drittes! Gustav kann es genau sehen. Er blickt ernst an sich herunter, dann wieder zu seiner Mutter. Offensichtlich hat sie es übersehen. Als seine Mutter wirklich keine Anstalten macht, auch das dritte Sternchen zu entfernen, und einfach weiterisst, fasst er sich ein Herz und das Sternchen schließlich mit zwei Fingern. Ausgiebig betrachtet er das Ding an seinen Fingerspitzen. Aber was soll er jetzt damit tun? Er scheint eine Eingebung zu haben. Er streckt die Hand aus und hält das Sternchen sekundenlang über das vor ihm stehende und halb mit Himbeersaft gefüllte Glas. Platsch – lässt er es hineinfallen. Das hat jetzt seine Mutter aber auch gesehen. Eingedenk unserer Abmachung sagt sie aber nichts und isst selbst einfach weiter. Gustav scheint sehr zufrieden. Mit einem Blick zur Mutter und einem Lächeln hebt er das Glas, wie beim »Prost«-Sagen – und nimmt einen Schluck davon. Ob das wohl anders schmeckt? Die Sache beginnt interessant zu werden. Versunken in seine Tätigkeit greift er diesmal beherzt und tief in die Suppenschale, die vor ihm steht. Diesmal greift er eine ganze Hand voll Sternchen heraus. Platsch – jetzt landet auch dieser triefende Klumpen Suppeneinlage im Himbeersaft. Es spritzt richtig. Und wieder nimmt Gustav lächelnd einen Schluck von seinem selbstkreierten Getränk. Die Mutter macht jetzt große Augen. Sie ist offenbar ganz gebannt von Gustavs Experimenten. Aber das scheint Gustav gar nicht mehr zu merken. Er lässt sein Saftglas nicht mehr aus den Augen. Als Nächstes ändert er die Reihenfolge. Er zwängt seine Hand – diesmal in das Glas – hinein, greift von dort so viele Suppensternchen wie möglich und – platsch – lässt er sie diesmal aus zwanzig

Zentimeter Höhe zurück in seinen Suppenteller fallen. Nach drei Runden Wiederholung dieser Prozedur – und ohne seine Mutter einmal angesehen zu haben – greift Gustav erneut in das Glas, holt sich wieder eine Hand voll Sternchen und stopft die ganze Ladung in seinen Mund.

Seine Mutter ist sprachlos und vergisst selbst weiterzuessen. Bisher hatte Gustav jedes feste Stückchen verweigert und feste Nahrung nicht einmal mit seinen Händen angefasst. Gustav scheint selbst überrascht zu sein über seinen Mund voller Suppen-Sternchen. Er beugt sich über den Teller und *spielt* ausspucken. Das ist ja das, was bisher immer mit dem Essen passierte. Heute ist er aber bester Laune dabei und schenkt seiner Mutter ein strahlendes Lächeln. Beim Spucken kommt aber nicht viel heraus. Er hat den Großteil geschluckt. Das gehört sofort wiederholt! Mit beiden Händen stopft er sich erneut Sternchen in den Mund. Dann beugt er sich wieder über den Teller und sagt sssss. Diesmal sieht es aus, als spiele er Erbrechen. Aber er hat alles geschluckt. Er lacht dazu. Seine Stimmung wird zunehmend ausgelassen. Mit beiden nassen Händen klatscht er sich Applaus. Abwechselnd greift er in Glas und Teller, stopft Sternchen in den Mund, in das Glas, dann lässt er wieder welche in den Teller fallen. »Bravo, bravo«, schreit er, während Suppe und Sternchen nur so umherspritzen. Beim nächsten »Bravo« patscht er mit beiden Händen auf den Tisch. Gebannt auf seine eigenen Hände schauend, verteilt Gustav die verspritzte Suppe inklusive Einlage mit großzügig wischenden Bewegungen auf dem Tisch. Schließlich, jauchzend und mit roten Wangen, schleudert er eine Handvoll Sternchen in die Luft und lässt sie wie Konfetti zu Boden regnen. Noch nie zuvor in seinem Leben hat essen so viel Spaß gemacht!

Nun ja, so ein Verhalten wünscht man sich nicht unbedingt in seinem Wohnzimmer. Selbst auf unserer Station läutet dieser Konfettiexzess das Ende der Mahlzeit ein: »Gustav, schau, deine Mutter ist nicht sehr begeistert! Ich glaube, sie hat es bei Tisch lieber ordentlich!« Obwohl diese Mitteilung leicht untertrieben ist, akzeptiert Gustav sie problemlos. Er lässt sich anstandslos umziehen. Dann schläft er erschöpft – aber glücklich – drei volle Stunden.

»Ich will vor allem nicht, dass er glaubt, er kann das jetzt immer so machen!«, sagt seine Mutter in der Nachbesprechung. Aber ihre Sorge ist unbegründet. Gustav lässt nie wieder in ähnlicher Weise »die Sau raus« wie an diesem Tag. Zwar gibt es in der folgenden Woche noch gelegentliche Anklänge daran, aber meist stehen diese dann in Zusammenhang mit typisch altersgemäßen Reaktionen auf »territoriale Übergriffe«. Auf seinem Teller wird ohne Anfrage umgerührt? Platsch, gießt Gustav Wasser darüber. Er wird am Ärmel festgehalten? Schon turnt Gustav auf seinem Sessel herum. Seine Reaktionen kommen prompt und sind durchaus nachvollziehbar. Das ist *sein* Teller. Das ist *sein* Ärmel. Das ist *sein* Essen.

Nach einer Phase der Umstellung lernen schließlich auch seine Eltern, dass das ab jetzt *sein* Teller, *sein* Essen, *sein* Ärmel sind. Nachdem seine neuen Rechte akzeptiert werden und in der Familie Einigkeit bezüglich der neuen Spielregeln herrscht, kommt das mysteriöse Essproblem schließlich zum Stillstand.

Zehn Tage später isst Gustav feste Nahrung, als hätte es nie ein Problem gegeben. Er isst gemeinsam mit seiner Familie. Und er tut es selbstständig, manierlich und erstaunlich geschickt. Er erbricht nicht mehr. Er hat auch keine Durchfälle.

Gustav hat nicht nur einfach gekleckert und Unsinn gemacht. Er hat sich frei gespielt! Er hat Nahrung und alles, was damit zu tun hat, auf seine Weise »in Besitz genommen«. Angefangen von der Sondenernährung und den Operationen bis zum Nichtwahrnehmen seiner inzwischen entwickelten Fähigkeiten war Essen für ihn bisher verbunden mit Negativem und Fremdbestimmung. Die körperlichen Reaktionen und unangenehmen Erfahrungen, wie sie Würgegefühle und Erbrechen auslösen, haben das alles noch gesteigert. Durch sein Experimentieren hat er erstmalig Lustgefühle in Zusammenhang mit Nahrung entwickeln können. Durch sein Essensspiel war es ihm möglich, all das Negative in selbstbestimmte Lust und spannendes Vergnügen zu verwandeln. Selbst über sein Erbrechen konnte er sich spielerisch lustig machen. Eigentlich hat Gustav ein Kunstwerk geschaffen.

Mit Essen spielen und kleckern

Ich habe Gustavs Geschichte mit in dieses Buch genommen, um zu zeigen, wie man die festgefahrenen Fronten – dieses Thema betreffend – zwischen Eltern und Kindern etwas auflockern kann. Gustav hatte eine seit langem bestehende Essstörung. Dass er Nahrung nicht einmal mehr in die Hand nahm, war alarmierend. Gustav hatte auch schon körperliche Krankheitszeichen. Sein Erbrechen und seine Durchfälle waren bereits deutliche psychosomatische Symptome.

Im Fall einer Krankheit, wenn Kinder zum Beispiel einen Infekt haben, ist es für Eltern normalerweise völlig klar, dass dies einen Ausnahmezustand bedeutet. Einladungen werden abgesagt. Pflegeurlaub wird genommen. Solange das Kind akut krank ist, hat der normale Alltag vorerst Pause. Die üblichen Prioritäten sind verändert. Das Kind benötigt dann *mehr* als das sonst Übliche. Es benötigt etwas Zusätzliches. Zum Beispiel Medizin oder vermehrte Gegenwart der Eltern. Mehr Kuscheln. Mehr Herumgetragenwerden.

Bei Gustav war das nicht anders. Gustav benötigte mehr Kleckern. Kleckern ist ein Ausdruck aus der Welt der Erwachsenen und aus Sicht der Erwachsenen. Es bedeutet Schmutz machen, Tischtücher, Kleidung und anderes verunreinigen. Es ist etwas, was Erwachsene nicht tun (sollen). Es ist nicht gesellschaftsfähig. Sauber essen lernen gehört zum westlichen Erziehungsprogramm. Kleckern bedeutet – aus Sicht der Erwachsenen – aber auch Verschwendung. Denn Nahrungsmittel werden durch Verschmutzen oder Vergießen vergeudet. Ausgeschüttete Milch ist verlorene Milch. Verschmutzte Gegenstände können unbrauchbar werden. Kleckern bedeutet mehr Arbeit. Die ganze Kleckerei muss nachher ja wieder beseitigt werden!

Kleckern und mit dem Essen experimentieren ist für Eltern also eine höchst unbeliebte Angelegenheit. »Mit Essen spielt man nicht«, »er/sie muss doch lernen, dass man so etwas nicht tut!« Richtig! Bei Gustav sehen wir aber, dass Kleckern auch Therapie sein kann.

Wo also sollen Eltern die Grenze ziehen? Wie und wann sollen sie mit der Erziehung beginnen?

Aus Sicht des Kindes sieht die Sache natürlich ganz anders aus. Kleckern und mit Essen experimentieren ist prinzipiell für alle

Kinder dieses Alters interessant. Zu lernen, dass Brotstückchen im Himbeersaft schwammig werden, Bohnen hingegen im Kakao ihre Form bewahren, sind wissenswerte Informationen. Und das sind erst zwei! Wissenshunger ist auch ein Hunger. Auch der will gestillt sein.

Dass Kleckern bei Eltern unerwünscht ist, ist allen Kindern sehr schnell klar. Das Stirnrunzeln der Mutter, der empörte Blick und ihr Kopfschütteln sind ja nicht zu übersehen. Trotzdem schaffen es die meisten Kinder, ihre kleinen Versuche im Alltagsleben durchzuziehen. »Oje, was hast du denn da gemacht!!? So eine Überschwemmung!«, ruft die Mutter, wenn sie sich nach dem Telefonieren wieder ihrem Kind zuwendet. Obwohl es weder erlaubt noch erwünscht ist, hat das Kind *doch* gekleckert. Gibt es kein Essproblem, reichen diese kleinen (ungeplanten) Gelegenheiten meist aus, um den Wissenshunger eines Kleinkindes zu stillen. Ist die Mutter allerdings sehr aufmerksam, vorausplanend und durchorganisiert, ergeben sich solche Gelegenheiten nicht.

Dann kann das Kind *nicht* lernen, dass Brot im Himbeersaft schwammig wird. Es kann *nicht* feststellen, dass Bohnen hingegen ihre Form bewahren, während sie im Kakao schwimmen. Seine Neugierde wird nicht gestillt. Das kann auch auf den Appetit schlagen. Sachen, die man nicht erforschen darf, will man auch nicht so gerne im Mund haben – und schon gar nicht essen!

Auch bei Gustav ist es die Mutter, die die ganze Szene – eigentlich unabsichtlich – ermöglicht. Sie übersieht das Sternchen auf seiner Brust. In ihren Augen wertet sie das vielleicht als eine Unaufmerksamkeit. Für Gustav wird es die große Gelegenheit. Jetzt kann er die Initiative ergreifen, eben weil es seine Mutter nicht tut. Die Nicht-Perfektion der Mutter ermöglicht dem Kind kreative Chancen. Ist das nicht eine beruhigende Botschaft an alle Mütter!?

Bei jüngeren Kindern als Gustav, solchen im zweiten Lebenshalbjahr, ist Kleckern meist nur ein Nebenprodukt ihres Hantierens. Der Brei tropft ungeplant vom Löffel. Beim Erkunden des umgedrehten Tellers fällt der Inhalt heraus. Das ist zwar auch interessant, war aber nicht das Ziel. Wo gehobelt wird, fallen eben Späne! In diesem Alter geht es vor allem um das Erforschen der Welt, so wie sie ist.

In Gustavs Alter wollen Kinder hingegen wissen, was man mit ihr machen kann. Vermischen, verformen – das ist wie Magie! Selbst zu kochen ist ein kreativer Akt. Auch Gustav kocht. Er mischt Substanzen wie ein Chemiker. Die Neugierde auf sein selbst geschaffenes Werk lässt ihn sogar seine Essabwehr vergessen.

Was Eltern so abwertend als Kleckern bezeichnen, kann in diesem Alter also durchaus die Möglichkeit enthalten, ein Essproblem zu überwinden und wieder in den Griff zu kriegen. Kleckern kann auch Therapie sein. Im englischen Sprachraum spricht man von »Messy Food Play«, dem unordentlichen Essensspiel. Umgekehrt gilt aber auch, dass bei Übergenauigkeit und vollständigem Unterbinden des Kleckerns auch noch Zweijährige erstmalig ein Essproblem entwickeln können. Hat Ihr Kind also erst jetzt, in diesem Alter, Schwierigkeiten beim Essen entwickelt, so könnten sie mit diesem Thema zusammenhängen. Für die normale Erziehung reicht es aus, Kleckern in Maßen zuzulassen und es nicht absolut zu unterbinden. Bei bestehenden Essproblemen sieht die Sache – so wie bei Gustav – aber möglicherweise anders aus. Gut möglich, dass das Kind mehr Kleckern benötigt als ursprünglich eingeplant.

Für Eltern gibt es ein wichtiges und hilfreiches Unterscheidungsmerkmal zwischen wichtigem und unnötigem Kleckern. Es ist die Blickrichtung des Kindes. Die Frage: »Wohin schaut das Kind?«, kann hier sehr helfen. Gustav zum Beispiel lässt sein Werk nicht aus den Augen. Er vergisst alles um sich herum. Er ist hochkonzentriert. Selbst seine Mutter sicht er dabei kaum an. Dass das Kind mit den Augen ganz bei der Sache ist, ist das wichtigste Unterscheidungsmerkmal zu unnötigem Kleckern. Sieht Ihr Kind in die Luft und nicht auf sein Werk oder seine Hände, so ist dies eher ein Zeichen für Langeweile. In Gedanken ist es wahrscheinlich schon ganz woanders. Vielleicht will es aus dem Hochstuhl heraus?

Diese Form des Kleckerns können Sie sofort beenden. Eltern sollten allerdings auch nicht das Gegenteil versuchen. Nämlich (nach Lektüre dieses Kapitels) das Kind aktiv zum Kleckern animieren oder solches begeistert begrüßen. Schon gar nicht sollten sie seine Hände dabei führen. Kleckern kann zwar Therapie sein, die Botschaft, dass die Eltern von dem Schmutz aber nicht begeistert sind, darf trotzdem vermittelt werden. Dass Kleckern sozial nicht sehr erwünscht ist, ist ja auch eine wissenswerte Information. Sie entspricht der Realität. Meist reicht bei Kleinkindern aber ein »muss das sein?« oder »oje, jetzt müssen wir es wegwischen!«. Trotzdem kann man versuchen, die in dieser Hinsicht unterschiedlichen Bedürfnisse von Eltern und Kind doch irgendwie unter einen Hut zu bringen. Speziell im Sommer und im Freien sind solche Gelegenheiten leicht zu organisieren. Nur mit Windel bekleidet und auf einem Handtuch sitzend, das man dann in die Wäsche wirft, ist Babys »Klecker Light Dinner« auch für Eltern nicht so mühsam. Aber auch zu Hause kann man das Badezimmer und sogar die Duschtasse für geplante Experimente einsetzen.

Bei Gustav waren es vor allem belastende Erfahrungen mit der Nahrungsaufnahme an sich, die er so verdauen konnte. Es gibt aber auch andere Beweggründe:

> **Iris** ist ein ehemaliges Frühchen. Als ich sie kennenlerne, ist sie sechzehn Monate alt und in der motorischen Entwicklung deutlich zurück. Sie zieht sich noch nicht hoch. Auch frei sitzen geht noch nicht. Beim Essen verweigert sie Löffel und Breiiges. Mit der Flasche geht es nur mühsam. Nach Beginn der Vier-Schritte-Mahlzeit zeigen sich erste Erfolge. Allerdings nicht beim Essen, sondern bei der motorischen Entwicklung. Iris kann plötzlich frei sitzen.
>
> Bei einem neuerlichen Picknick-Essen – mit Brei in einer Schale – muss die Mutter kurz den Raum verlassen. Sie hat die Löffel vergessen. Beim Zurückkommen erlebt sie eine Überraschung: Iris, sommerlich nur in einen kurzen Body gekleidet, sitzt hochkonzentriert auf der Matte und ist gerade dabei, ihren Körper einzucremen – mit Brei.
>
> Iris ist so gebannt von ihrer neuen Tätigkeit, dass sie beim Schreckensruf ihrer Mutter nicht einmal aufsieht. Minutiös folgt ihr Blick jeder Bewegung der eigenen Hand. Die Arme mit weit gespreizten Fingern vor sich in Augenhöhe, verteilt sie, wie in Zeitlupe, den Brei über Unterarm und Oberarm bis hinauf zur Schulter. Als sie mit der Hand erneut in die Breischale greift und Anstalten macht, auch ihre Beine damit einzucremen, sieht sich die Mutter veran-

lasst einzuschreiten. »Nein!«, ruft sie, packt Iris und trägt sie schnell zur Badewanne. Interessanterweise protestiert Iris gar nicht. Den Blick in die Ferne gerichtet, wirkt sie, als hätte sie gerade eine religiöse Erscheinung gehabt.

Schon am nächsten Tag hat sich die Situation verändert. Iris – wieder in Picknick-Situation mit Brei (diesmal gleichzeitig mit Löffel serviert) – ignoriert den Löffel und greift dieses Mal *sofort* in die Breischale. Die Mutter, von uns ermuntert, den Dingen ihren Lauf zu lassen, tut so, als wäre nichts, und löffelt ihren Joghurt. Nach ausführlichem Eincremen von Armen und Beinen erweitert Iris heute ihr Programm. Diesmal ist das Gesicht an der Reihe. Beginnend mit den Wangen führt der Weg hinunter bis zum Hals. Als Stirn und Nase drankommen, streift der Brei auch ihre Lippen. Iris scheint überrascht und verwirrt. Den Geschmack kennt sie ja. Das ist das, was sie sonst *nicht* mag. Und das soll das Gleiche sein, was sich so interessant und warm und rutschig auf der Haut anfühlt? Iris legt eine kurze Pause ein und blickt zu ihrer essenden Mutter hinüber. Von dort scheint keine Antwort zu kommen. Oder doch? Die Mutter lächelt. Iris lächelt zurück.

Dann macht sie wissenschaftlich folgerichtig und völlig logisch den nächsten Erkundungsschritt: Iris greift in die Breischale und führt eine Hand voll Brei direkt zum Mund. Das ist Iris' erstes selbstständiges Kosten.

Auch bei **Paul**, einem Kind mit Entwicklungsverzögerung, spielt sich Ähnliches ab. Eine Woche lang erleben wir, wie Paul seine Hände und Unterarme durch die täglichen Suppenteller zieht. Bis zum Ellenbogen eingetaucht in Nudelsuppen und Bouillons dreht und wendet er dann seine Arme darin. Die Hände sind dabei geöffnet. Ihm reicht das Untersuchen mit der Hand nicht, er braucht auch seine Unterarme dafür. Bevor er seine Suppe nicht *gespürt* hat, isst er sie nicht. Das ist anscheinend seine Art, die heutige Speisekarte zu lesen. Die Wahrnehmung über die Haut ist für manche Kinder eine wichtige Quelle der Erfahrung und der inneren Verarbeitung.

In gewissen Maßen ist Kleckern etwas, was alle Kinder brauchen. Es ist etwas, was sich auch alle Kinder im Alltag auf irgendeine Weise holen. Zum Trost und zur Motivation der Eltern: Sie können davon ausgehen, dass Ihr Kind dadurch später sogar sauberer essen wird. Kleckererfahrungen legen den Grundstein zu guten Essmanieren. Eben *weil* das Kind aus Erfahrung lernen konnte, wie schnell etwas tropft, rinnt, spritzt oder kippt, kann es diese Vorgänge später auch sehr bewusst verhindern und steuern. Informationen, die das Kind beim Kleckern bekommt, kann es später dazu nutzen, sauber zu essen. Zumindest haben wir diese Erfahrung immer wieder bereits kurze Zeit nach dieser »Messy«-Phase gemacht. Das ergibt auch Sinn, denn dann braucht sich ein Kind später keine geheimen Klecker-Wünsche zu erfüllen. Es ist dann nicht mehr notwendig, zu erkunden, wie Kakao fließt, indem man ihn »unabsichtlich« ausschüttet oder sich Apfelmus – »so ein Pech« – leider auf den Pulli kippt. Solche »Ungeschicklichkeiten« Ihres Kindes werden Ihnen bei späteren Mahlzeiten erspart bleiben.

Prinzipiell ist es auch eine soziale Fertigkeit, sich angemessen bei Tisch zu benehmen. Diese und andere Fertigkeiten werden aber immer in einer bestimmten Reihenfolge erworben. Richten Sie sich also prinzipiell – zumindest für einige Zeit – auf Kleckern ein. Ohne Manschen, Vermischen oder Umkippen von Essen wird es kaum gehen. Hatte Ihr Kind früher schon einmal ein Essproblem, braucht es unter Umständen eine Zeit lang sogar deutlich mehr von dieser Klecker-Freizügigkeit.

Dass Kinder nicht essen, sondern nur mit dem Essen spielen wollen, ist eines der häufigsten Missverständnisse zwischen Eltern und ihren Kindern.

Frühkindliche Magersucht

Die klassische Anorexia nervosa, die Magersucht, wie sie bei heranwachsenden Mädchen und jungen Frauen auftritt, ist nicht nur gekennzeichnet durch Gewichtsabnahme und Appetitverlust, sondern auch durch ein spezielles Phänomen: Sie empfinden sich als fett. Selbst wenn sie hochgradig abgemagert sind und sich im Spiegel oder auf Fotos sehen, empfinden sich diese Patienten noch immer als zu dick. Diese Sinnestäuschung wird als Selbstempfindungs- oder auch Körperschemastörung bezeichnet. Der genaue Mechanismus und die Zusammenhänge sind noch nicht geklärt. Fachleute wissen auch, dass Anorexia nervosa nicht nur in Zusammenhang mit dem derzeitig herrschenden gesellschaftlichen Schlankheitsideal zu erklären ist. Vielmehr geht es hier, wie bei vielen anderen Störungen auch – primär um Beziehungen.

Sowohl die Beziehung zu nahen Menschen als auch die Beziehung zum eigenen Körper wird von diesen Patienten verschoben und auf gewisse Weise verzerrt wahrgenommen. Ähnliche verzerrte Wahrnehmungen können auch Babys und Kleinkinder aufweisen. Natürlich geht es bei ihnen nicht darum, dass sie sich dünn oder dick fühlen. Bei ihnen besteht eher das Problem, dass sie die Fähigkeiten ihres Körpers missverstehen oder Zusammenhänge verzerrt wahrnehmen.

Ruth hatte nie einen besonders großen Appetit, aber mit sechs Monaten wurde es mit dem Essen kritisch. Mit zehn Monaten musste sie wegen einer Durchfallerkrankung zur Verabreichung von Infusionen ins Krankenhaus. Danach nahm sie nichts Essbares mehr in den Mund. Die Kinderärzte waren zuerst ungläubig und dann sehr besorgt. Noch während des Aufenthaltes in der Kinderklinik wurde ihr schließlich eine Ernährungssonde über die Nase gesetzt. Die Ernährung erfolgte nun mit flüssiger Nahrung, die fünfmal täglich mit einer Spritze über einen Sonden-Schlauch direkt in den Magen gefüllt wurde. Alle paar Wochen musste die Sonde gewechselt werden. Manchmal zog Ruth sie auch früher heraus. Das war zwar alles sehr mühsam, aber mit der Sonde nahm sie wieder gut zu und erreichte auch wieder ein normales Gewicht.

Als Ruth zur Entwöhnung von dieser Ernährungssonde auf die Säuglingspsychosomatik kommt, ist sie dreizehn Monate alt. Sie ist ein aufgewecktes kleines Mädchen. Wären da nicht die auffallenden Heftpflaster, mit denen die Sonde an ihrem Nasenflügel und hinter dem Ohr befestigt war, wäre niemand auf die Idee gekommen, dass mit ihr etwas nicht stimmen könnte.

Noch während des Aufnahmegespräches schafft es Ruth, sich die Sonde selbstständig aus der Nase zu ziehen. Während die Mutter die Vorgeschichte erzählt, turnt das Kind plötzlich ohne Sonde fröhlich auf dem großen Bett herum und hantiert mit Spielzeug. Nach einiger Zeit hört Ruth mit dem Spielen auf, wird unruhig und zunehmend unzufrieden. »Was will sie denn?«, frage ich. »Es wird ihr immer schnell langweilig«, meint die Mutter. Nach einiger Zeit helfen auch Spielzeuge nicht mehr. Ruth krabbelt quer über das Bett zum Nachtkästchen und öffnet die oberste Lade, wo ihre Mutter bereits die Sondenutensilien eingeräumt hat. Das Mädchen nimmt eine verpackte Spritze heraus. »Nein, Ruth. Du sollst damit nicht spielen. Ich habe doch nur noch so wenige davon!«, ruft die Mutter, nimmt ihrer kleinen Tochter die Spritze aus der Hand, legt sie zurück in die Lade und schließt sie wieder. Ruth bekommt stattdessen ein Buch hingelegt. Ruth ignoriert das Alternativangebot, krabbelt über das Buch hinweg, als ob es nicht da wäre, öffnet erneut die Lade und fischt sich wieder die Spritze heraus. »Ruth!« »Was will sie denn mit der Spritze?«, frage ich. »Sie spielt oft damit«, erklärt ihre Mutter. Nach der dritten Wiederholung des Vorganges kommt mir ein Verdacht. Könnte Ruth hungrig sein? Die Mutter ist unschlüssig und sieht auf die Uhr. Ja, könnte schon sein. Eigentlich wäre bald wieder Zeit zum Sondieren. Sondieren? Ruth hat doch gar keine Sonde mehr. Sie hat sich diese doch vorhin selbst entfernt.

»Dürfte ich probieren, ihr Essen anzubieten?«, frage ich, »so kann ich wenigstens gleich sehen, was sie damit macht.« Wir servieren einen Teller mit Obst- und Keksstückchen auf einem Teller. Ruth inspiziert interessiert den Teller mit ihren Augen. Ich biete der Mutter etwas an und nehme auch selbst einen Keks. Ruth beobachtet uns aufmerksam, dann blickt sie wieder auf den vor ihr stehenden Teller. Sie macht keinerlei Anstalten hinzugreifen. »Du kannst dir ruhig nehmen. Das sind Kekse, Äpfel und Erdbeeren«, sage ich zu ihr und wende mich wieder der Mutter und unserem Gespräch zu. Impfungen? Erkrankungen? Schwangerschaft? Auch nach zehn Minuten hat Ruth noch keine Anstalten gemacht, das Essen auch nur anzufassen. »Willst du nichts? Dann bringen wir es wieder hinaus.« Bereit abzuservieren, nehme ich den Teller und gehe zur Tür. Ruth beginnt bitterlich zu weinen. »Willst du doch etwas?« Ich bringe den Teller sofort zurück und stelle ihn wieder vor Ruth. Das Kind hört ebenso schlagartig auf zu weinen und betrachtet wieder den Teller. Die Mutter, jetzt auch alarmiert, nimmt einen Keks und führt ihn zu Ruths Mund. Diese dreht abrupt den Kopf weg. »Doch – nein??« Nach einer neuerlichen Pause mache auch ich einen weiteren Versuch. Ich nehme ein Stück Keks und reiche es zu ihrer Hand. Ruth versteckt prompt beide Hände hinter ihrem Rücken. Nun bin auch ich ratlos. »Also sollen wir den Teller *doch* hinausbringen?«, frage ich sie, nehme den Teller und gehe damit wieder zur Tür. Wieder beginnt Ruth bitterlich zu weinen. Doch diesmal beruhigt sie sich auch kaum, als ich den Teller zurückstelle. Die Mutter muss sie hochnehmen, um sie zu trösten. Hoch oben, vom Arm der Mutter aus, fixiert das Mädchen weiterhin den Teller. »Das ist wirklich seltsam«, sage ich, »sie hat Hunger, aber sie nimmt nichts.« Nochmals versuchen wir, ihr etwas anzubieten. Aber auch im Arm der Mutter wiederholen sich Ruths Reaktionen: Kopf wegdrehen, Hände hinter den Rücken. Verwundert reiche ich, als letzten Versuch, den ganzen Teller zu Ruths Händen. Nun macht Ruth etwas, womit ich nicht gerechnet habe.

Sie nimmt ihre beiden Arme hoch, spreizt die Finger seitlich neben ihren Ohren, beugt den Kopf über den Teller und holt sich einen Keks mit dem Mund. Ruth isst wie ein kleiner Hund.

Bereits am nächsten Tag hat das Kind dazugelernt. Zwar holt sie sich die Bissen weiterhin mit dem Mund, aber den Teller hält sie sich dazu schon selbst auf ihren eigenen flachen Händen.

Ruth und ihre Mutter bleiben zwei Monate auf der Station. Danach isst das Mädchen normal und nimmt durch selbstständiges Essen auch altersgemäß zu. Ruth war das erste Kind, bei dem ich diese Art von »Blockaden« kennenlernen durfte. Später kamen noch viele solcher Fälle dazu. Es sind Kinder, die nicht wie andere Kinder ihres Alters nach Nahrung greifen. Oder wenn sie greifen, dann führen sie die Nahrung nicht zum Mund oder sie führen die Nahrung zum Mund, schlucken aber nicht. Manche weinen immer wieder, wenn sie Süßes schmecken. Andere versuchen die Nahrung statt mit den Händen mit den Füßen zu erreichen.

Claudia, ein elfmonatiges Mädchen zum Beispiel, würgt regelmäßig beim Anblick einer Baby-Milchflasche. Es ist ein eindrucksvolles Symptom. Jedes Mal, wenn sie eine Flasche nur sieht, zieht sich ihr Oberkörper wie zum Erbrechen zusammen. Dann rülpst sie lautstark. Sie zeigt dieses Würgen selbst dann, wenn sie die Milchflasche anderer Babys sieht.

Dieses Würgen wird ihre Appetitlosigkeit länger als ein Jahr überdauern. Längst hat sie begonnen, feste Nahrung zu essen, aus dem Becher zu trinken. Aber weiterhin – kaum erblickt sie eine Babyflasche – läuft sofort wieder eine Welle der Abscheu durch ihren Körper. Mit knapp drei Jahren legt sich das schließlich und sie beginnt sich sogar außerordentlich für Babyflaschen zu interessieren. Zwar trinkt sie selbst nie daraus, aber sie liebt es, bei der Mahlzeit anderer Babys die Flasche zu halten. Sie spielt füttern.

Eltern müssen sich nicht fürchten, dass ihr Baby *plötzlich* solche Zustände entwickeln könnte. Die Vorgeschichte dieser Kinder ist lang und meist spielen zusätzliche traumatische, zum Teil schicksalhafte Ereignisse eine entscheidende Rolle. So hat Claudia zwar mit sechs Monaten ein beginnendes Essproblem, wirklich schlimm wird es aber erst, als sie zusätzlich erkrankt. Ein mehrere Monate (!) andauernder Krankenhausaufenthalt folgt, Intensivstation, teilweise Trennung von den Eltern, fremde Personen versorgen und füttern sie. *Danach* erst beginnt ihr Würgen.

Auch Ruths Essproblem hat eine sehr lange Vorgeschichte. In jeder ihrer Entwicklungsphasen passiert das gerade für sie »Unpassendste«. Ein Todesfall in der Familie überschattet ihre ersten Monate. Ihre Versorgung läuft nur nebenbei. Zur Zeit des ersten Lächelns herrscht Trauer in der Familie. In der Zeit ihrer Autonomieentwicklung, in der man das Defizit wieder hätte ausgleichen können, landet sie im Krankenhaus. Dort wird ihre Durchfallerkrankung geheilt, aber durch die dazu notwendigen körperlichen Untersuchungen und Blutabnahmen kann Ruths Autonomie dort erst recht nicht respektiert werden. Die Infusionen und begleitenden Umstände sind der letzte Tropfen, der das Fass zum Überlaufen bringt. Ruth verweigert. Die anschließende Ernährung über die Sonde tut ihr Übriges. Den Magen über einen Schlauch gefüllt zu bekommen, hat nichts mehr mit Mund, Geschmack, Hunger oder Zugreifen zu tun. Ruth »vergisst« die Zusammenhänge.

Solche schwerwiegenden und lange bestehenden Essprobleme werden als frühkindliche Anorexie bezeichnet. Sie sind in Eigenregie nicht mehr zu lösen. Für Kind und Eltern sind hier professionelle Hilfe und Therapie notwendig.

Zum Essen braucht man Hände

Ruth hat verlernt, ihre Hände zum Essen zu benutzen. Gustav fasst kein Essen mehr an. Niclas soll nicht zum Löffel greifen. Der dreimonatigen Lara werden beim Flaschenfüttern die Hände festgehalten. Sondierten Babys wird die Hand fixiert, damit sie sich die Sonde nicht herausziehen.

Da fällt doch etwas auf! Fast scheint es, als gäbe es bei Essproblemen im Laufe der frühen Entwicklung eine Art negative Steigerung, was die Aktivitäten der Hände beim Essen betrifft. Es ist, als würde der Weg von nicht *sollen* über nicht *dürfen* bis zu nicht *wollen* und schließlich nicht mehr *können* führen. Aber zum Essen braucht man Hände!

Dazu sollte man wissen, dass die Nervenaktivitäten von Mund und Hand eng miteinander gekoppelt sind. Auf einem Areal der Großhirnrinde liegen zwei – im Verhältnis zum übrigen Körper – übergroße Nervenzentralen. Es sind dies die Schaltstellen für Mund und Hand. Sie liegen dicht nebeneinander. Wird die Hand blockiert, so wirkt sich das auch auf den Mundbereich aus. Beim Sprechen wird dieser Zusammenhang deutlich. »Würde man mir die Hände abhacken, könnte ich gar nicht mehr reden!«, ist die scherzhafte Redewendung mancher Menschen, die besonders viel gestikulieren. Das Gleiche gilt natürlich auch für das Essen. Man spricht nicht nur mit der Hand, man isst auch damit. Die zum Mund geführte Hand ist ein klares Symbol. Es ist das international auf der ganzen Welt verstandene Zeichen für Hunger und Nahrung.

Wenn es um Fütterungsprobleme geht, ist die Hand also der am meisten unterschätzte Körperteil des Babys! Ich möchte deshalb hier ein Plädoyer für die Wichtigkeit der Hände Ihres Babys halten.

Fixieren Sie niemals die Hände Ihres Babys! Das gilt nicht nur für Esssituationen. Beachten Sie das möglichst auch während des übrigen Alltags und während des Spielens. Kommt Ihnen also Babys Hand in die Quere, so suchen Sie bitte eine andere Lösung. Die Brille soll es nicht anfassen? Aber vielleicht darf es dafür das Brillenetui untersuchen? Die Vase könnte hinunterfallen? Nicht wenn Sie diese während Babys Erkundung festhalten und sichern. Ihrer Kreativität sind hier keine Grenzen gesetzt! Der eine Weg ist, einen Greif-Ersatz für Ihr Baby zu finden, der andere ist, Gefährliches zu entschärfen. Man kann Scheren zum Beispiel auch so halten, dass Ihr Baby sie trotzdem berühren kann – ohne sich zu verletzen. Natürlich wird Ihnen nicht immer eine Lösung einfallen. Aber es reicht schon, wenn es immer öfter ist. Greifbewegungen kann man auch fördern: Achten Sie darauf, dass Ihr Baby immer etwas Interessantes in Reichweite vorfindet. Für kleine Babys ist es eine große Herausforderung, räumliches Sehen und zielgerichtetes Greifen zu koordinieren. Umso größer ist das Gefühl des Erfolges, wenn es gelingt! Geben Sie Ihrem Kind ausreichend Zeit und Gelegenheit, selbst zuzugreifen. In diesem Fall liegt die Lösung in der Geduld und im Abwarten. Präsentieren Sie Spielzeug deshalb so nahe, so lange und in solcher Höhe, dass Ihr Baby es *selbst* ergreifen kann. Drücken oder legen Sie Ihrem Baby kein Spielzeug (oder Essen) in die Hand. Reichen Sie es nur zur Hand hin und lassen Sie ihm ausreichend Zeit, selbst das Gewünschte abzuholen. Führen Sie Babys Hand nicht mit der eigenen Hand, um ihm etwas »beizubringen«. Speziell während der Autonomieentwicklung provozieren Sie damit unter Umständen genau das Gegenteil. Geben Sie Ihrem Kind Gelegenheit, sich *selbst* festzuhalten. Das gilt für ganz kleine Babys beim Trinken, aber ebenso für große Babys, die gerade gehen lernen. Sich selbst aktiv an Ihrer Hand oder Ihrem Finger festzuhalten, ist etwas anderes, als passiv von Ihnen an der Hand festgehalten zu werden. Beim Gehenlernen verhindern Sie durch ein solches Festhalten, dass Ihr Kind selbstständig(!) und eigenhändig(!) Balanceübungen machen kann.

Sich bei Fütterungsproblemen nur auf den Mund zu konzentrieren, kann also ein folgenschwerer Irrtum sein. Denn erst aktive Hände ermöglichen einen aktiven Mund. Ein Fisch schwimmt auch nicht ohne Flossen.

Das kranke Baby

Wer bis hierher aufmerksam gelesen hat, wird verstehen, dass Fütterungsprobleme bei Kindern mit Grunderkrankung den Gipfel der Schwierigkeit darstellen. Auch die Statistik bestätigt das: Bis zu achtzig Prozent der Kinder mit Grundleiden oder nach einer komplikationsreichen Frühgeburt zeigen Probleme bei der Fütterung. Es ist kein Wunder! Hindernisse und besondere Bedürfnisse des Kindes treffen hier auf Eltern, die selbst wiederum außergewöhnlichen Belastungen ausgesetzt sind. Gewisse Belastungsmomente müssen fast zwangsläufig auftreten und entfalten dann eine zusätzliche Wirkung.

Auch bei kranken Kindern und Frühchen können all die in den anderen Kapiteln beschriebenen Faktoren wirken. Eigentlich waren es vor allem diese Kinder, von denen ich am meisten lernen durfte. Deshalb möchte ich dieses Kapitel all diesen besonderen Kindern und ihren Eltern, die auf unserer Station waren, widmen. Es waren Kinder mit Herzfehlern, mit neurologischen Problemen, genetischen Störungen, solche mit Sauerstoffmangel oder mit den Komplikationen einer Frühgeburt. All diese kleinen Patienten einte das Problem, nicht essen zu wollen oder es nicht zu können.

Schon bei einem gesunden Kind kann es für die Eltern sehr schwierig sein, eine neue Entwicklungsphase zu verstehen und damit Schritt zu halten. Bei einem Kind, das sich anders als andere Kinder entwickelt, ist dies noch einmal so kompliziert.

Nicht nur die Erkrankung des Kindes belastet die Eltern. Mit einem Fütterungsproblem kommt jetzt noch eine zusätzliche Belastung hinzu. Die Probleme sind oft folgenschwerer als bei organisch gesunden Kindern. Speziell das Gewicht kann ja hier entscheidend für die weitere Entwicklung und Zukunft sein. Oft ist gleichzeitig auch die Lösung schwerer zu finden. Denn die organisch-krankheitsbedingten Ursachen des Ernährungsproblems können sich mit all den bisher schon beschriebenen Ursachen überlagern und vermischen. Die Frage »*Kann* das Kind nicht essen oder *will* es nicht?«, stellt sich hier also noch eindringlicher als sonst. Dieses Entweder-oder-Denken ist bei kranken Kindern allerdings wenig zielführend. Meiner Erfahrung nach trifft nämlich in den meisten Fällen beides gleichzeitig zu. Speziell, wenn es zu einer deutlichen Verschlechterung schon lange bestehender Fütterungsschwierigkeiten kommt, wäre das ein Hinweis auf ein zusätzliches Problem. Irma, ein seit der Geburt sondiertes und motorisch stark entwicklungsverzögertes Mädchen (wir werden es im Kapitel »Sondenentwöhnung« noch kennenlernen), beginnt zum Beispiel mit elf Monaten zunehmend während des Sondierens zu weinen und nach den Mahlzeiten zu erbrechen. Das ist natürlich für seine Eltern sehr besorgniserregend. Trotzdem: Bei einem entwicklungsverzögerten Kind könnte das auch ein wunderbar kräftiges Lebenszeichen bedeuten! Irma könnte sich – bisher unbemerkt – nämlich innerlich weiterentwickelt haben. Sich mit elf Monaten, wenn es um Selbstbestimmung und Körpergrenzen geht, nicht mehr passiv sondieren lassen zu wollen, wäre doch ganz normal! Auch kranke Kinder können in die Autonomiephase kommen!

Die Vorstellung, dass die sichtbare motorische Entwicklung mit der geistigen und sozialen Entwicklung nicht immer übereinstimmen muss, ist vielen Eltern ungewohnt. Entwicklungspsychologen nennen dieses Phänomen ein »disharmonisches Entwicklungsprofil«. Sie meinen mit »disharmonisch«, dass die verschiedenen Entwicklungsstufen nicht gleichmäßig, so wie üblicherweise erwartet, verteilt sind. Die körperliche, die soziale und die geistige Entwicklung können zum Teil sogar deutlich auseinanderklaffen. Folge davon sind häufige Missverständnisse zwischen Eltern und Kind. Es kann sein, dass ein solches Kind bei der Mahlzeit eventuell eine praktische Hilfestellung braucht wie ein Baby mit zwei Monaten, dass es gleichzeitig aber die ganze Widersprüchlichkeit der Autonomieentwicklung eines Fünfzehnmonatigen zeigt. Das ist nicht nur für die betreuenden Eltern besonders schwierig. Auch für das Kind selbst bedeutet dies ein zusätzliches Problem.

Wie verwirrend so ein Auseinanderklaffen von körperlichen und geistigen Fähigkeiten sein kann, ist am Beispiel des Physikers Stephen Hawking zu sehen. Der weltberühmte Professor für Astrophysik der Universität von Cambridge (dessen Lehrstuhl-Vorgänger Sir Isaak Newton war), ist einer der genialsten Menschen unserer Zeit. Gleichzeitig ist er aber auch körperlich abhängig und hilflos wie ein kleines Baby. Der weltberühmte Professor erkrankte als Erwachsener an einem Nervenleiden, das ihn zusehends motorisch lähmte. Inzwischen kann er auch nicht mehr sprechen. Seine Bücher und Vorlesungen buchstabiert er über einen Computer, den er mittlerweile mit Hilfe von Pupillenbewegungen steuert. Gut, dass er erst als Erwachsener erkrankte und erst nachdem er seine geistige Brillanz zeigen konnte. Wer weiß, ob man sie ihm sonst zugetraut hätte?

In seinen geistigen Fähigkeiten nicht oder falsch wahrgenommen zu werden, ist eine außerordentliche Belastung. Ein artverwandtes Problem kann es auch bei Schulkindern geben. So manches im Unterricht störende Kind ist, wenn man es austesten lässt, hochbegabt und einfach unterfordert. Seine Fähigkeiten liegen brach. Begabungen werden nicht erkannt. Das geistige Rennpferd muss im Stall stehen. Das macht Stress. Schulpsychologen kennen auch noch ein »inhomogenes Begabungsprofil«. Weil das Kind zum Beispiel in Mathematik besonders erfolgreich ist, wird angenommen, dass es in Englisch nur deshalb schlecht ist, weil es so faul ist. Nein! Das Kind kann in Mathematik hochbegabt und gleichzeitig in Englisch unterdurchschnittlich sein. Auch in dieser Hinsicht fehleingeschätzt zu werden, führt zu erheblichem Stress.

Sowohl in der Schule und in der Medizin als auch in vielen Therapierichtungen richtet unsere Gesellschaft den Blick vor allem auf all das, was *nicht* funktioniert. Das, was fehlerhaft ist und deshalb korrigiert gehört, rückt ins Zentrum unserer Bemühungen. Die Kräfte, die in all demjenigen liegen, was sehr wohl und eventuell erstaunlich gut funktioniert, werden dabei nicht genutzt.

In seinem Buch *Der talentierte Schüler und seine Feinde* beschäftigt sich der Autor Andreas Salcher diesbezüglich mit dem System Schule. Nach seiner These sollte man zuerst dasjenige in den Vordergrund stellen und fördern, was das Kind gut kann oder gern tut. Ein Kind erlebt dadurch Freude am Erfolg und kann Selbstsicherheit entwickeln. In einem nächsten Schritt breitet sich diese Freude dann aus – auch auf die Bereiche, in denen das Kind weniger begabt ist. Ich habe Salchers Buch mit großem Interesse gelesen und viele Parallelen zu meiner eigenen Arbeit entdeckt.

Michaela ist ein Frühchen mit Halbseitenlähmung. Ich lerne sie kennen, als sie elf Monate alt ist. Neben ihrer körperlichen Beeinträchtigung hat sie auch ein Essproblem. Bei Michaela fällt auf, dass sie kaum ihre Hände benutzt. Um die gelähmte Seite zu trainieren, war ihrer Mutter geraten worden, Spielzeug und andere interessante Sachen immer zur inaktiven schwachen Hand zu reichen, um diese Seite besser zu trainieren. Rein theoretisch macht dieser Ratschlag absolut Sinn. Muskeln müssen bewegt werden. Praktisch hat der Ratschlag aber bisher wenig Erfolg gezeigt. Trotz aller Bemühungen benutzt Michaela ihre schwache

Hand nie und ihre gesunde Hand kaum. Zum Essen braucht man aber Hände.

Gegen den ausdrücklichen Ratschlag des Physiotherapeuten bitte ich die Mutter trotzdem wenigstens eine Woche lang eine Ausnahme zu machen. Sie soll Michaela die freie Wahl lassen und ihr alles zur Mitte und somit auch für die gesunde Hand erreichbar anbieten. Und wirklich: Michaela fängt zusehends an, mit der gesunden Hand zu greifen. Es beginnt ihr sogar Spaß zu machen. Nach einer Woche wechselt sie erstmalig und vollkommen selbstständig Spielzeug auch von der gesunden Seite hinüber zur schwachen Seite. Ein paar Tage später wiederholt sich die gleiche Reihenfolge auch bei Nahrung. Michaela beginnt zu essen.

Dass Babys mit Essproblemen oft außerordentlich intelligent sind, gilt auch für kranke Kinder oder für solche mit Behinderung. Der Blick auf all das, was *nicht* funktioniert, trübt dabei oft die Sicht auf all die wunderbaren Fähigkeiten, die das Kind trotz alledem entwickelt. Freuen Sie sich mit den Erfolgen des Kindes. Und geben Sie ihm auch ausreichend Gelegenheit, erfolgreich *zu sein*. Sie werden sich wundern, welche Kräfte Sie damit freisetzen.

Von der Sonde entwöhnen

Als **Irma** zu uns kommt, ist sie bereits vierzehn Monate alt. Bei der Geburt hatte sie einen schweren Sauerstoffmangel erlebt, der ihr Gehirn geschädigt hat. Von der Geburt an musste Irma deshalb über die Nase sondiert werden.

»Ich würde mir schon wünschen, dass sie die Sonde nicht mehr braucht«, sagt die Mutter bei der Aufnahme, »aber ich weiß nicht, ob das bei ihr überhaupt möglich ist. Sie kann ja nicht trinken. Seit sie elf Monate ist, erbricht sie auch nach den Mahlzeiten. Ich glaube, sie erkennt mich nicht einmal.«

In den nächsten zwei Tagen kann ich miterleben, wie Irma zu Hause sondiert wurde. Sechs Mal pro Tag, das heißt alle vier Stunden, auch nachts im Schlaf, erhält Irma ihre vorgeschriebene, immer gleich große Portion. Verabreicht wird die Nahrung über einen Infusomaten (ein Automat, der eine bestimmte Menge Nahrung pro Zeiteinheit in den Schlauch pumpt). Eine Mahlzeit dauert genau eine dreiviertel Stunde. Irma liegt dabei in ihrem Bett – und weint. »Sie weint fast immer dabei. Manchmal erbricht sie auch nach der Mahlzeit. Sie weint auch die ganze Zeit im Auto, wenn wir in die Physiotherapie fahren. Das ist jeweils eine Stunde hin und zurück!«, sagt die Mutter traurig. Zu diesem Zeitpunkt weiß ich selbst auch noch nicht, ob wir Irma von der Sonde entwöhnen können. Aber eines ist schon zu diesem Zeitpunkt klar: Auf jeden Fall müssen wir beginnen, Irma anders zu sondieren. Modell ist dabei all das, was auch sonst zu gesundem Essverhalten gehört. Man isst nicht im Schlaf. Man isst, wenn man hungrig ist. Man beendet die Mahlzeit, wenn man satt ist. Gesundes Essverhalten besteht eben nicht nur aus der Füllung des Magens mit einer gewissen Kalorienmenge. Im Gegenteil: Ohne Zusammenhang mit all den dazugehörenden Körperfunktionen – schmecken, riechen, hören, fühlen, sehen – kann Essen nicht gelernt werden. Peilt man eine Entwöhnung von der Sonde an, so muss man zunächst diese elementaren Grundvoraussetzungen schaffen.

Auch bei Irma steht zunächst das Wiederzusammenfügen ihres Tagesrhythmus, ihrer Körperempfindungen und diverser zum Essen gehörender Sinnesreize im Vordergrund. In der ersten Woche erhält Irma alle ihre Sonden-Mahlzeiten zwar weiter über den Infusomaten, aber nur, wenn sie wach ist und dabei auf dem Schoß der Mutter sitzt. Die Mutter isst dabei – so wie bei gesunden Kindern dieses Alters – auch selbst. Knapp vor Irmas Nase befindet sich der Joghurt-Becher, aus dem die Mutter Joghurt löffelt. Irma kann es zweifellos riechen. Wenn Irma unruhig wird und Unbehagen zeigt, wird die Sondierung beendet. Es wird als Sattheitszeichen verstanden. Irma darf mitsteuern, auch wenn die vom Arzt errechneten Mengen vorerst nicht täglich erreicht werden. Es dauert einige Tage, bis sich die neue Situation eingespielt hat. Aber zumindest: Irma weint nicht mehr, wenn sie sondiert wird. Sonst passiert herzlich wenig. Das Joghurt scheint sie nicht zu interessieren.

Doch plötzlich, am siebten Tag, macht sie etwas Überraschendes. Während die Mutter löffelt, beginnt Irma ihre Lippen zu bewegen. Auch der Mutter fällt das auf. »Willst du vielleicht gar kosten?«, frägt sie und hält ihr den Löffel an den Mund. Nein. Das nun doch nicht. Irma wendet sich prompt ab. Aber am nächsten Tag ist es dann doch so weit. Den »wartenden Löffel« der Mutter am Mundwinkel spürend, wendet Irma diesmal ein wenig den Kopf. Ein kleiner Schlecker mit der Zunge. Das war es für heute.

Irma hat nach dieser Woche immer noch die Sonde. Auch ist ein Schlecken mit der Zunge noch keine Mahlzeit. Trotzdem sind wir in dieser Woche sehr weit gekommen. Wir wissen jetzt: Irma ist lernfähig. Irma nimmt wahr, was in ihrer Umgebung passiert. Irma stellt Zusammenhänge her. Mit Sicherheit erkennt Irma auch ihre Mutter.

Die neue Gewissheit beflügelt Mutter und Team. In den nächsten Tagen wird das Neue ausgebaut. Es wird experimentiert. Den Löffel in den Mund geschoben zu bekommen, mag Irma weiterhin nicht. Sie interessiert sich mehr für den Joghurt-Becher. Schließlich landen Mutter und Kind bei der Schüsselchen-Technik. Für diese Fütterungsart wird ein buntes Plastikgefäß in der Größe einer Müslischale verwendet. Wenn ein Kind, so wie Irma es tut, es toleriert, aufrecht auf den Schoß gesetzt zu werden, kann man den Rand des Gefäßes an die Unterlippe anlegen und die Schale leicht kippen. Manche Kinder halten sich dabei auch rechts und links mit ihren Händen an der Schale fest oder tauchen ihre Hände dabei in den Brei. Auch Irma schlürft ihren Brei vom Schüsselrand. Die Mutter schaufelt ihn mit einem Löffel dorthin. Von Tag zu Tag verbessert sich Irmas Esstechnik. Jetzt weiß sie ja auch schon genau, was sie auf dem Schoß der Mutter erwartet. Am Ende der zweiten Woche kann die Sonde entfernt werden. Jetzt geht es darum, ob die Ess- und Trinkmengen ausreichen werden. Ja. Es scheint zu passen. Täglich steigert Irma die Tagesmenge. Mit Ende der dritten Woche kann Irma mit ihrer Mutter nach Hause gehen. Irma isst, nimmt zu und braucht auch keine Sonde mehr. Sie hat zeigen können, dass mehr in ihr steckt, als man ihr zugetraut hat.

Die Entscheidung, ein Kind über eine Sonde zu ernähren, ist meist Folge einer klaren Rechnung. Der behandelnde Arzt stellt fest, dass das Kind die minimal notwendige Nahrungsmenge derzeit nicht auf üblichem Weg zu sich nehmen kann. Durch die Sondenernährung wird das Problem umgangen und zunächst einmal Zeit gewonnen. Ist das Problem gelöst oder das Kind geheilt, erfolgt die Entwöhnung von der Sonde meist noch im Krankenhaus und vor der Entlassung nach Hause.

Anders sieht die Situation aus, wenn das Grundproblem ungelöst bleibt. Eltern müssen dann darin geschult werden, ihr Kind auch zu Hause über die Ernährungssonde zu versorgen. Im Vordergrund dieser Schulung stehen vor allem viele technische Fragen. Wie wird sondiert? Wie groß soll die Einzelportion sein, wie groß die Tagesmenge? Wie schnell darf man die Nahrung sondieren? Wie sieht die Hygiene aus? Was kann man tun, wenn die Sonde verrutscht oder vorzeitig entfernt wird? Wie oft muss die Sonde gewechselt werden und von wem? Manchmal werden die Eltern sogar darin geschult, selbstständig die Sonde zu setzen. Was in der Fülle an technischen Fragen oft unterschätzt wird, ist die Tatsache, dass Sondenernährung sowohl Eltern als auch Kind als auch die Beziehung zueinander verändert. Aber Eltern sollten Eltern sein dürfen. Sie sind keine Ersatztherapeuten. Und auch sondierte Kinder haben ein Anrecht auf Beachten ihrer entwicklungsspezifischen Bedürfnisse. Je mehr sondierte Mahlzeiten von Anfang an den üblichen Esssituationen gleich alter gesunder Kinder ähneln, umso früher wird es auch möglich werden, die Sonde wieder dauerhaft zu entfernen. Vieles aus den bisherigen Kapiteln kann man hier geradewegs übernehmen. Das betrifft vor allem das Kostenlassen, das Sprechen und die Fütterposition. Das Baby während der sondierten Mahlzeit im Arm zu halten (so es das mag), macht ebenso viel

Sinn, wie ein größeres Kind an den Familientisch zu holen und es dort zu sondieren. Was diesen Empfehlungen im Weg stehen kann, ist die Technik des Sondierens. Erfolgt das Sondieren nämlich per Hand und Spritze, die wiederholt befüllt und an- und abgesteckt werden muss, so sind Eltern mit diesen Tätigkeiten schon genug beschäftigt. Geichzeitig das Baby im Arm zu halten oder selbst dabei zu essen, ist meist schwer oder nur mit Stress möglich. Empfehlenswert ist es deshalb, stattdessen einen Infusomaten einzusetzen. So bekommen die Eltern die Hände frei und können sich (statt sich auf technische Handlungen zu konzentrieren) mehr mit ihrem Baby und seinen Signalen beschäftigen. Viele Babys nehmen nämlich den Vorgang des Sondierens und dessen Auswirkung auf ihren Körper sehr aufmerksam und bewusst wahr. Wenn sie Unbehagen zeigen, sollte man zumindest (wie ja auch sonst beim Füttern) eine Pause einlegen. Wiederholt das Kind sein Zeichen des Unbehagens bei neuerlichem Sondieren, so sollte man, so wie beim Füttern auch, die Mahlzeit beenden.

Das kann Eltern natürlich in äußerste Bedrängnis bringen. Was ist jetzt mit der vorgeschriebenen Tagesmenge!? Die vom Arzt vorgeschriebenen Mengen haben auf Eltern natürlich eine noch eindringlichere Wirkung als die empfohlenen Mengenangaben auf den Packungen der Milchnahrung. Aber auch für sondierte Kinder gilt: Es handelt sich hier um Durchschnittsmengen. Gut möglich, dass Ihr Kinderarzt gegen eine etwas geringere Tagesmenge gar nichts einzuwenden hätte. Besprechen Sie es mit ihm. Speziell wenn ein Baby gegen Ende der Sondenmahlzeit zu weinen beginnt, ist es möglich, dass es seinen Bauch einfach nicht so angefüllt haben will. Das sollte man unbedingt ernst nehmen. Die Vorstellung, dass es dem Baby doch nur guttut, wenn es größere Mengen verabreicht bekommt und dadurch schneller zunimmt, kann ein Irrglaube sein. Verursachen die großen Portionen nämlich unangenehme Körpergefühle und Stress – mit erhöhtem Blutdruck und schnellerer Herzfrequenz –, so verbrauchen diese Körperfunktionen unter Umständen gleich wieder die so mühsam vermehrt zugeführten Kalorien.

Es gibt immer wieder erstaunte Gesichter, wenn ein Kind mit weniger sondierter Nahrungsmenge – aber in Einklang mit seinen

Signalen – mehr Gewicht zulegt, als es zuvor mit übersteigerten Mengen möglich war.

Irmas Weinen bei den Sondenmahlzeiten hatte hingegen nichts mit der Nahrungsmenge zu tun. Durch ihre zunehmenden Schwierigkeiten an der Sonde zeigte sie ihren Eltern, dass sie schon bereit war, selbst essen zu lernen.

- Ahmen Sie auch bei Sondenmahlzeiten altersgemäße Fütterungssituationen nach.
- Verbinden Sie auch die Sondenmahlzeiten mit den Sinnesqualitäten von Mahlzeiten und Nahrung.
- Lassen Sie Ihr Baby kosten und greifen.
- Sondieren Sie – wenn möglich – nicht, während Ihr Kind schläft.
- Verwenden Sie zum Sondieren einen Infusomaten.

Dritter Puzzlestein: Die Symbolik des Essens

Viele Essprobleme von Babys und Kleinkindern – aber nicht alle – lassen sich lösen, indem man den Ablauf der Mahlzeiten ändert und den Entwicklungsstand des Kindes und seine Bedürfnisse miteinbezieht. Manche Essprobleme werden dadurch aber nur gemildert, ihre Eigendynamik kann vielleicht unterbrochen werden, alles ist ein bisschen besser geworden. Aber Eltern merken – da sind noch ganz andere Kräfte am Werk.

Dass Eltern durch Essensprobleme ihres Babys emotional so betroffen sein können, hat nicht nur eine medizinische Seite. Beim Thema Essen geht es um weit mehr als nur um Gesundheit und Gewicht. Das gilt nicht nur für Babys. Ganz allgemein gesehen hat Nahrung zu sich nehmen nicht nur mit Kalorien, Vitaminen und Nährstoffen zu tun. Den Körper zu nähren ist zwar die Hauptaufgabe des Essens. Daneben gibt es aber noch andere und verdeckte Funktionen. Essen und Nichtessen hat noch eine ganz andere Bedeutung – nämlich eine soziale.

Alle menschlichen Gesellschaften und Kulturen haben Rituale entwickelt, in deren Zentrum die gemeinsame Nahrungsaufnahme steht. Gemeinsames Essen verbindet und stellt Gruppenzugehörigkeit her. Kein Fest ohne Festmahl! Wer ist eingeladen und wer nicht? Wer wird ausgeschlossen? Wonach richtet sich die Tischordnung? Wer bekommt zuerst serviert? Auf wen warten alle, bis er als Erster zu essen beginnt? Sogar Rangordnungen kann man damit ausdrücken.

In diversen Religionen stellt das gemeinsame Essen sogar einen heiligen Akt dar. Die Verschmelzung mit höheren Mächten durch Verspeisen ist ein magischer Vorgang. Bei Christen gibt es die heilige Kommunion. Nach Begräbnissen gibt es den Totenschmaus. Er steht stellvertretend für das Leben, dem man sich wieder zuwendet. Dabei wird die Nahrung selbst zum Symbol.

In vielen Ländern ist es ein absolutes Muss, dem Gast Essen anzubieten. Denken Sie an den Willkommenstrunk oder die Begrüßung mit Brot und Salz. Es kann aber auch ein absolutes Muss sein, diese angebotene Nahrung anzunehmen! Es könnte als Beleidigung des Gastgebers angesehen werden, angebotenes Essen zurückzuweisen. Wer es doch tut, kann an manchen Plätzen der Welt noch im wahrsten Sinn des Wortes seinen Kopf riskieren.

Auch als Ausdruck von Liebe und Zuneigung wird Nahrung eingesetzt. Wir bringen oder schicken Bonbonnieren und kleine Schokoladen als Aufmerksamkeit. Sie sind als Symbol unserer Gefühle gedacht. Wir machen das ganz sicher nicht, weil wir denken, der Beschenkte leide an Hunger!

Frederick J. Hacker, ein amerikanisch-österreichischer Psychiater, der sich in den siebziger Jahren mit Kidnapping beschäftigte, antwortete einmal einem Journalisten auf die Frage, wie man sich denn als Entführungsopfer am besten verhalten sollte: »Schauen Sie, dass die Entführer mit Ihnen gemeinsam etwas essen. Essen ist ein friedlicher Akt. Danach fällt es Entführern entschieden schwerer, Ihnen etwas anzutun.« Auch aus dem Tierreich gibt es ein dazu passendes Gegenstück. Wer einen Ausflug zu den Berggorillas im afrikanischen Ruanda macht, bekommt von ortsansässigen Führern folgenden Rat: »Wenn Sie einen Silberrücken (großer männlicher Berggorilla mit weißem Rückenhaar, meist Leittier) sehen, verhalten Sie sich ruhig, hocken Sie sich hin, pflücken Sie ein paar Blätter und tun Sie so, als würden Sie essen. Das beruhigt die Tiere.« Das klingt doch sehr ähnlich?

Essen beruhigt. Essen signalisiert Frieden. Warum ist das eigentlich so? Während man isst und verdaut, ist das parasympathische Nervensystem aktiv. Es ist der Ruhenerv des Körpers. Es reguliert Körperentspannung, aufbauende Körperprozesse und Verdauung. Es ist der Gegenspieler des Kampf- und Stresssystems des Sympathikus. Wer isst, zeigt anderen, dass es ihm gut geht, dass er nicht kämpft, keinen Stress hat. Bei »gutem Appetit zu sein«, gut und gerne zu essen, steht als Code für Lebensfreude, Lebenskraft und Vitalität. Ein rundliches Kind zu haben, gilt in manchen Kulturen sogar als fleischgewordene Bestätigung dafür. Mit Appetit zu essen, ist also auch eine Botschaft.

Ängste verstehen

Machen sich die Eltern Sorgen um ihr Kind oder haben sie andere unverarbeitete Ängste, so kann sie der gute Appetit des Babys ein wenig beruhigen. Zu essen ist ja mit der Botschaft verknüpft: Es ist alles in Ordnung. Es ist quasi der Beweis für Zufriedenheit und Gesundheit. Man kann sich leicht ausrechnen, wie hier aus kleinen Problemen schnell größere werden können. Ein Baby isst aus einem harmlosen Grund eine Zeit lang ein wenig lustloser. Die Ängste der zuvor schon beunruhigten Mutter könnte aber nur noch ein fast übersteigert guter Appetit ihres Kindes beschwichtigen. Das wird nicht zusammenpassen.

Erinnern Sie sich an Lara? Das Baby, das bei der Geburt nicht an der Brust trinken konnte? Als Mutter und Kind aus dem Spital entlassen werden, scheinen sich die Probleme gelöst zu haben. Oder doch nicht?

Es ist erstaunlich, wie viele Eltern von Babys mit Fütterungsproblemen in ihren Schilderungen über Schwangerschaft und Geburt über Vorfälle berichten, die dann letztlich »doch gut ausgegangen« zu sein scheinen. Dazu zählen verdächtige Ultraschallbefunde, die sich schließlich (unter Umständen erst nach der Geburt) in nichts auflösten, oder besorgniserregende Blutbefunde, die dann doch in Ordnung waren. Es können aber auch ganz dramatische Erlebnisse sein, wie: »Man sagte uns, das Kind könnte schwer behindert zur Welt kommen«, »eigentlich wurde uns eine Schwangerschaftsunterbrechung empfohlen«, »man sagte uns zuerst, das Kind lebt gar nicht mehr.«

Die Techniken der Schwangerschaftsvorsorge-Untersuchungen führen immer wieder auch zu Gott-sei-Dank-Fehldiagnosen. Auch wenn alles »doch gut ausgegangen« ist, sollten Eltern wissen, dass solche Beunruhigungen viel länger bestehen bleiben können, als sie es vielleicht erwarten würden. Das mag damit zu tun haben, dass Eltern nicht einfach Erwachsene sind, die eben ein Baby versorgen. Eltern unterscheiden sich von anderen Erwachsenen durch etwas sehr Entscheidendes. Sie haben besondere Gefühle. Diese Gefühle sind ja das Charakteristischste und Wertvollste an ihrer Rolle als Eltern. Die tiefe emotionale Öffnung, die schon während der

Schwangerschaft beginnt, macht aber auch verletzbar. Ängste und Sorgen und erst recht Bedrohungen des Babys scheinen um die Zeit der Geburt herum anders verarbeitet zu werden als sonst. Sie reichen tiefer und halten länger an. Es ist eine besondere Zeit. Manche gynäkologische Zentren tragen diesem Phänomen bereits Rechnung und stellen bei auffallenden Befunden im Rahmen der Schwangerenvorsorge den werdenden Müttern psychologische Beratung zur Seite. Das ist auch gut so.

Angst ist der große Gegenspieler des entspannten Verdauens. Schon im Alltagsleben verändert uns einmal erlebte Angst. Sie lässt uns nämlich künftig Vorkehrungen treffen. Sind Sie schon einmal weggefahren und haben vergessen den Herd abzudrehen? In Zukunft werden Sie auf Nummer sicher gehen und es bewusst überprüfen. Auch Einbruchsopfer zum Beispiel erzählen, dass sie sich nicht mehr sicher fühlen in ihrer Wohnung. Der materielle Schaden mag gar nicht so groß gewesen sein und das neue Schloss mag auch schon installiert sein. Trotzdem. Wir haben Angst und sorgen uns. Angst führt zur Umkehrung der Beweislast. Es ist nicht mehr so, dass wir klare warnende Hinweise brauchen, um dann erst in Unruhe zu geraten. Wir sind bereits in Unruhe! Was wir jetzt verlangen, sind Beweise, dass wir keine Angst mehr haben müssen.

Ängste folgen nicht der üblichen Logik. Und Ängste von Eltern um ihr Baby erst recht nicht. So hat auch Laras Mutter ihre Angst nicht vergessen. Vielleicht hätte sie ohne Angst leichter den Anschluss an Laras Flitterwochen gefunden?

Ängste können weiter bestehen, auch wenn die Ursachen längst verschwunden sind. Das zu wissen, kann für Eltern wichtig sein. Unter Umständen können sie sich dadurch selbst besser verstehen. Sind die Ängste in der Klinik oder im medizinischen Umfeld entstanden, kann es Sinn machen, diese auch genau dort noch einmal anzusprechen. Ein rückblickendes Gespräch mit einem Arzt Ihres Vertrauens könnte helfen. Es kann entlastend sein, Verschiedenes im Nachhinein doch noch auf seinen richtigen Platz zu rücken.

Es gibt aber auch Ängste, die aus einer noch viel früheren Zeit stammen. Babys können bei ihren Eltern solche alten Ängste wiederbeleben. Es ist die tiefe gefühlsmäßige Öffnung, die Babys bei ihren Eltern bewirken, die auch Tiefverschüttetes und längst Vergessenes wieder an die Oberfläche bringen kann. Das mag ein böser Mann sein, der einen verletzt hat, ein Unglück, das passiert ist, es können Gefahren sein, denen man ausgesetzt war. Manch böse Geister treiben ihr Unwesen in Familien sogar schon seit mehreren Generationen. Auch wenn dies alles vorbei zu sein scheint: Gefühle sind nicht vernünftig. Gefühle sind irrational. Man hört zwar die Gründe, warum Angst jetzt nicht mehr nötig ist, man hat aber trotzdem Angst.

Babys immerwährend guter Appetit – so ersehnt und beruhigend er auch sein mag – wird solche Geister nicht vertreiben können. Hier hilft es nur, den Stier bei den Hörnern zu packen. Holen Sie sich professionelle Hilfe! Was Sie jetzt aufarbeiten, kommt nicht nur Ihnen, sondern auch Ihrem Baby zugute.

Nicht nur indirekt können sich Ängste der Eltern auf ihr Baby auswirken, sie können sich dem Kind auch direkt mitteilen.

> Frau N. hatte vier Fehlgeburten hintereinander. Jede neuerliche Schwangerschaft brachte ihre Nerven an den Rand des Zerreißens. Von Schwangerschaft zu Schwangerschaft steigerten sich ihre Ängste. Als ihr kleiner Sohn **Theo** endlich da ist, und auch noch gesund, ist die Freude dann riesengroß. Frau N. stillt die ersten Monate und ist eine hingebungsvolle und zärtliche Mutter. Trotzdem – mit sechs Monaten beginnt Theo mit Essproblemen. Aus der Flasche trinkt er nur noch im Schlaf oder Halbschlaf. Löffelfütterung verweigert er fast vollständig. Frau N. ist verzweifelt. Was ist nur los mit dem Kind? Jetzt ist er schon acht Monate!
>
> Während mir Frau N. ihre Sorgen erzählt, spuckt Theo, der neben ihr sitzt, seinen Schnuller aus, fischt sich die neben ihm liegende Stoffwindel und führt sie zum Mund. Ohne ihre Erzählung zu unterbrechen, nimmt Frau N. die Stoffwindel und legt diese auf die andere Seite. Theo bekommt wieder seinen Schnuller. Theo spuckt ihn wieder aus und beginnt jetzt Frau N.s Bluse zu erkunden. Nach dreimaligem Theo-Dinge-aus-der-Hand-Nehmen und Schnuller-Hineinstecken greift Frau N., noch immer ins Gespräch vertieft, schließlich in die Wickeltasche. Mit

traumwandlerischer Sicherheit und ohne hinzusehen holt sie eine Rassel heraus, wischt sie ab und reicht sie Theo. Theo beginnt die Rassel zu benagen.

Bei Tisch erlebe ich dann eine Überraschung. Theo schaut zwar interessiert, aber er fasst nichts von den servierten Sachen an. Selbst der von mir vorsorglich in seine Nähe gelegte Löffel wird von ihm nicht in die Hand genommen.

Was ist da los? Erst die nächsten Schritte bringen eine gewisse Klärung. Als ich Frau N. nämlich ermuntere, Theo den Löffel mit den Worten »Kannst ihn ruhig haben« zu reichen, greift Theo vorsichtig zu. Erst jetzt beginnt er sich langsam darüber zu freuen. Theo benötigt also offensichtlich eine ausdrückliche Erlaubnis seiner Mutter dazu. Wie kommt das? Babys können doch vor dem dritten Lebensjahr ihre Wünsche noch gar nicht beherrschen und kontrollieren?!

Frau N. liefert die Erklärung gleich nach. »Er weiß, dass ich Angst habe.« Frau N. hat noch immer Angst. Die Angst, ihr Kind zu verlieren, ist geblieben. Sie hat sich jetzt nur einen neuen Ort gesucht. Jetzt ist es nicht mehr die Angst, sie könnte wieder eine Frühgeburt erleiden. Jetzt ist es die Angst, Theo könnte schwer erkranken. Theo könnte sich möglicherweise durch schmutzige Dinge, die er in den Mund nimmt, eine bakterielle – unter Umständen lebensgefährliche – Krankheit zuziehen. Frau N. geht es hier nicht um Erziehung und dass man gewisse Dinge eben nicht in den Mund nimmt. Nein, Frau N. hat wirklich Angst.

Angst der Eltern ist ein sehr wichtiges Signal für Babys. So ist es auch bei Theo. Bei Angst bleibt man bei seiner Mutter. Auch Angst ist ein Gefühl und ein viel mächtigeres als der Wunsch, einen Löffel zu erkunden. Theo liebt seine Mutter, und das offensichtlich so sehr, dass er ihr die Sorge um ihn (nämlich vor Bakterien) vom Gesicht ablesen kann. Da es für ein Baby aber eine Sackgasse ist, die Welt nicht erkunden zu können, entwickelt er gleichzeitig eine schwere Ess- und Gedeihstörung. Denn auch beim Essen muss man doch etwas in den Mund stecken. Erst als wir seine Mutter überzeugen können, dass es notwendig und gesund ist, dass Theo Spielzeuge (und vieles andere) in den Mund stecken darf, ändert Theo sein Verhalten und er beginnt altersgemäß die Welt zu erkunden. In psychotherapeutischen Gesprächen kann Frau N. auch endlich die für sie so schwere Zeit verarbeiten. Theo beginnt wieder normal zu essen.

Vierter Puzzlestein: Die Kraft der Eltern

Betrachtet man Fütterungsprobleme statistisch und nach dem Zeitpunkt ihres Auftretens oder ihrer Verschlimmerung, so ergeben sich zwei Schwerpunkte. Es zeigt sich, dass die häufigsten Probleme einerseits ganz zu Beginn in den ersten Lebensmonaten und andererseits zu Beginn des zweiten Lebensjahres auftreten. Das ist insofern interessant, als zu diesen Zeiten auch ganz entscheidende Veränderungen im Zusammenspiel der beiden Elternteile stattfinden.

Zwischen Babys und Eltern gibt es überhaupt eine Reihe erstaunlicher Parallelen. Nicht nur das Baby durchläuft eine Entwicklung. Das Gleiche gilt auch für die Eltern. Auch diese machen – schon im ersten Lebensjahr ihres Kindes – eine Art Entwicklung durch. Diese geht Hand in Hand mit den sich verändernden Bedürfnissen ihres Kindes.

Für eine gesunde Entwicklung benötigen Babys und (Klein-)Kinder ein System mit zwei Kräften. Ein Kind braucht einen mütterlichen und einen väterlichen Pol. Die verschiedensten Gesellschaften und Kulturen haben dazu die verschiedensten Modelle hervorgebracht. Der mütterliche Pol muss dabei nicht ausschließlich durch die Mutter und der väterliche nicht ausschließlich durch den Vater vertreten sein. In unserer westlichen Gesellschaft mit ihren Kleinfamilien fällt diese Aufgabe aber vor allem Vater und Mutter zu.

Für Mütter gibt es gesellschaftliche Modelle. Ihre Rolle scheint relativ klar umrissen. Sie steht für Liebe und Versorgung. Es ist vor allem die Mutter, der hauptsächlich die Zuständigkeit für das Baby und Kleinkind zugeschrieben wird.

Der Vater ist auch wichtig. Darüber ist sich die Allgemeinheit ebenso einig. Aber darüber, was seine besonderen Aufgaben sind, gehen die Antworten schon auseinander. Er soll da sein, ist der Haupttenor. Er soll *mehr* da sein, wünschen sich manche Mütter.

Was er genau tun soll, um es »richtig« zu machen, ist so manchem Vater oft selbst nicht klar. Die gesellschaftliche Unklarheit in dieser Frage reicht oft tief hinein bis in die einzelne Familie.

Entwicklungspsychologen haben zu den Unterschieden zwischen Vater und Mutter ein hilfreiches und bildhaftes Denkmodell entwickelt. Der mütterliche Pol steht für den »Hafen«. Er steht für Schutz und Versorgung. Das Kind kann man sich als Schiffchen vorstellen, das sich dort die ersten Monate aufhält. Dort wird es versorgt und erlebt dabei Geborgenheit und Sicherheit.

Der väterliche Pol ist die dem Hafen »vorgelagerte Bucht«. Von dort geht es hinaus bis auf die hohe See. Es ist der Ort der Erprobung von Selbstständigkeit. Das Kind erweitert dort seine Grenzen. Prinzipiell können Eltern auch Rollen vertauschen. Auch Väter können der mütterliche Pol und Mütter der väterliche Pol sein. Auf jeden Fall aber braucht es zwei Kräfte. Von diesem Denkmodell und der Entwicklung des Kindes ausgehend ergeben sich für Eltern mit Babys hilfreiche Empfehlungen.

In der ersten Phase der »Hafenzeit«, in den ersten Monaten nach der Geburt, liegt der Schwerpunkt bei Mutter und Kind. Zuerst muss jetzt einmal die Mutter ihren (inneren) Platz und ihre neue Identität finden. Es geht um Sicherheit in der neuen Rolle und Gefühle der Kompetenz. Der Vater kann hier ein mächtiger Verbündeter sein. Er kann seine Partnerin stärken, ihr Rückhalt geben und Versorgung. Zu diesem Zeitpunkt geht es nicht darum, dass der Vater sein Baby ebenso gut versorgen und beruhigen kann wie die Mutter. Es ist eine Ausnahmezeit. Die Bärin ist mit ihrem Jungen in der Höhle.

Die zweite Phase fällt auf die Zeit rund um das erste Lebensjahr und die Phase der Autonomieentwicklung. Für das »Schiffchen« wird es jetzt Zeit, seine ersten Ausfahrten in die Selbstständigkeit zu wagen. Es ist die Zeit des Vaters, die jetzt beginnt. War er bisher mehr in der zweiten Reihe, so wird er jetzt zunehmend wichtiger. Für sein Baby ist er jetzt sowohl Vorbild als auch Verbündeter.

Die Bärin in der Höhle

Kito war das dritte Kind einer afrikanischen Familie, die in Wien lebte. Bei der termingerechten Geburt gab es Schwierigkeiten und Kito musste noch vom Kreissaal weg auf die Intensivstation verlegt werden. Mit den Errungenschaften der modernen Medizin war es möglich, ihm das Leben zu retten. Doch noch während seines Klinikaufenthaltes entwickelt das inzwischen geheilte Kind eine ausgeprägte Fütterungsstörung. Als man Kito nämlich mit drei Monaten von der vorübergehend angesetzten Sondenernährung entwöhnen will, zeigt er bei der Flasche eine deutliche Abwehr. Er beginnt dann sofort zu weinen und wendet sich ab. Trinkt er doch etwas, erbricht er. Die Ärzte sind verunsichert. Haben sie doch etwas übersehen? Den aufmerksamen Schwestern der Station fällt auf, dass Kito hingegen sofort zu merken scheint, wenn sein Vater auf die Station kommt. Von ihm lässt er sich gelegentlich sogar geringe Mengen füttern. Die Mutter kommt nie. Der Vater erzählt, dass seiner Frau, die erst seit kurzem überhaupt aus Afrika nach Österreich gekommen war, die Intensivstation Angst mache. Einmal wäre sie da gewesen. Aber die Atmosphäre dort hätte ihr zugesetzt. All die Lichter, Apparate und Geräusche! Sie verstünde auch gar nicht, was da passiere. Sie sage nur immer: »Everything is wrong.«

Ausgehend von den Beobachtungen der Schwestern wird der Vater zunächst vermehrt bei den Fütterungen miteinbezogen. Er hält sich an die Empfehlungen der Flaschenfütterung, so wie in den vorhergehenden Kapiteln beschrieben. Er bereitet Kito auf die Flasche vor, er spricht mit ihm. Er bietet Kito die Flasche am Mundwinkel an und wartet ab, bis Kito sich zuwendet. Er bemüht sich, die Flasche nicht mitzubewegen. Als es erste Erfolge gibt, übersiedelt das noch immer sondierte Kind mitsamt Vater auf die Säuglingspsychosomatische Station. Vater und Kind erhalten ein großes freundliches Zimmer. Alle warten auf die Mutter. Würde sie kommen? Hierher kommen? Hierher, wo es keine technischen Apparaturen, trennenden Inkubatoren und blinkenden Alarme gibt?

Sie kommt – vorerst für einen Nachmittag. Sie trägt ihren bunten, wunderschönen Kopfturban und bringt die zwei älteren Geschwister mit. Dann geht es los. Eine fremdländische Geräuschkulisse verändert plötzlich die Station. In afrikanischer Rhythmik und Lautstärke wird diskutiert, zurechtgewiesen, gelacht, gestritten und gesungen. Kito geht es bestens. Noch an diesem Tag schafft er es, sich selbst die Ernährungssonde aus der Nase zu ziehen. Sie muss nie mehr gesetzt werden. Am nächsten Tag entscheidet sich auch die Mutter zu bleiben. Es ist, als würden Kito und seine Mutter sagen: »Now it's allright.«

Kito muss es gegangen sein wie seiner Mutter. Auch für ihn muss gegolten haben: »Alles ist falsch«, wenn man bedenkt, wie aufmerksam Babys in den letzten Schwangerschaftsmonaten die Geräuschkulisse ihrer Umgebung wahrnehmen (sogar wildeste Popmusik kann in den ersten Lebenswochen beruhigend und einschläfernd wirken, wenn sie einem Baby noch aus dem Mutterleib vertraut ist). So war es für ihn nicht nur falsch, ohne Mutter zu sein, allein im Inkubator zu liegen und Blutabnahmen und Intubationen zu ertragen. Er war offensichtlich gänzlich falsch gelandet. Nicht einmal ansatzweise war er dort, wo er wirklich hingehörte! Bis auf die Besuche des Vaters hatte ihn nicht einmal die Geräuschkulisse und der Rhythmus der Sprache im Entferntesten an die Zeit vor seiner Geburt erinnert.

So ähnlich ging es ja auch seiner Mutter. Auch sie fühlte sich wie im »falschen Film«. Die älteren Kinder hatte sie in ihrer Heimat und unter gänzlich anderen Umständen zur Welt gebracht. So wie damals hätte es aus ihrer Sicht sein sollen. Das hätte sie gebraucht. Die Familie um sich herum, stillen und ein gesundes Kind. Für Kitos Mutter ist viel Belastendes zusammengekommen: Ein fremdes Land ist keine sichere Höhle. Die eigene Mutter und die Großfamilie sind weit weg, Angst, das Kind könnte nicht gesund sein, die Trennung von Kito nach der Geburt. Auch ist eine Intensivstation kein geschützter Ort (sosehr die dort Tätigen sich auch darum bemühen). Ist das Baby dort in Therapie, bedeutet es für Mütter, dass sie vernünftig sein müssen. Gefühle müssen erst einmal warten. Schon jeder einzelne dieser aufgezählten Faktoren könnte schwer zu verarbeiten sein.

Kito und seine Mutter fanden beide nicht die Voraussetzungen vor, die sie nach der Geburt gebraucht hätten. Kito und seine Mutter zeigten aber noch eine andere Übereinstimmung. Sie reagierten beide mit dem gleichen Verhalten – mit Verweigerung. Die Mutter verweigerte ihrem kleinen Sohn, ihn zu besuchen. Kito verweigerte das Trinken.

In den Wochen nach der Entbindung brauchen Mütter ganz Ähnliches wie ihr Baby. Das ist Schutz, Geborgenheit, Versorgung, Entspannung und gemeinsame Zeit. Das frühere »Wochenbett« hatte durchaus einen Sinn. Zu dieser Zeit wurde eine Mutter von der Umgebung versorgt. Es war Ausnahmezeit. Heute gibt es kaum mehr den Begriff dazu.

Kitos Vater hat in dieser Notsituation seiner Familie alle seine schützenden Kräfte eingesetzt und genutzt. Er hat alles richtig gemacht! Ohne ihn wäre die Geschichte vielleicht nicht so gut ausgegangen. Er war es, der zwischen Mutter und Kind eine Brücke baute. Zuerst besucht er Kito regelmäßig im Krankenhaus. Er ist der Erste, der die Flasche gibt, und er bemüht sich, seine Frau zu ihrem Baby zu bringen. Als seine Frau sich schließlich auf der Station aufnehmen lässt, zieht er sich von der direkten Versorgung Kitos etwas zurück. Obwohl er inzwischen einen Vorsprung im Füttern seines Babys hat, lässt er seiner Frau den Vortritt. Er macht ihr die Mutterrolle nicht streitig. Indem er sich vermehrt mit den älteren Kindern befasst, verschafft er seiner Frau Gelegenheit, in Ruhe aufzuholen, was sie bisher versäumt hat.

Kitos Vater macht aber noch etwas Bemerkenswertes: Er versorgt seine Frau mit afrikanischem Essen. Das ist eine wunderbare Idee von ihm! Über die Wichtigkeit des Versorgtwerdens junger Mütter in den ersten Wochen und Monaten nach der Geburt kann gar nicht genug geschrieben werden. Essen gehört unbedingt dazu! In vielen Fällen kommen Mütter in der ersten Zeit nach der Geburt ja kaum dazu, ausreichend Nahrung zu sich zu nehmen. Speziell für stillende Mütter ist essen aber so wichtig! Weder kommen sie zum Einkaufen noch zum Kochen. Schon gar nicht tun sie es für sich selbst.

Kitos Mutter muss im Krankenhaus aber weder kochen noch einkaufen. Sie stillt auch nicht. Was Kitos Vater seiner Frau mitbringt, sind also nicht nur Kalorien. Was er seiner Frau mitbringt, ist ein Stück Heimat, ein Stück Liebe, ein Stück Versorgtwerden. Hier wären wir auch wieder bei der Symbolik des Essens.

Das ist es, was alle Mütter bräuchten zu dieser Zeit! Das empfehlenswerte Grundkonzept der ersten Monate lautet: Der Vater versorgt die Mutter, die Mutter versorgt das Kind. Um so sensibel auf ihr Baby eingehen zu können, wie dies es benötigt, müssen Mütter in den ersten Wochen nach der Geburt eine ebensolche Sensibilität entwickeln. Dazu müssen sie aber fast ebenso verletzlich und sensibel wie ihr Baby werden. Das braucht Voraussetzungen! Das braucht bestimmte Umstände und Bedingungen. Wie auch bei Kitos Mutter sind diese aber nicht immer ideal. Es sind nicht nur Schicksalsschläge wie Krankheit oder Trauer, die außerordentliche Belastungen darstellen. Schon das Verarbeiten eines ungeplanten Kaiserschnittes oder einer besonders schwierigen Geburt kann zusätzliche Hürden bedeuten. Sogar so freudige Ereignisse wie Mehrlinge können den Start erschweren.

Die französische Frauenrechtlerin Elisabeth Badinter hat dem Thema Mutterliebe ein ganzes Buch gewidmet. Sie vertritt darin die These, dass Mutterliebe kein gegebener Naturinstinkt ist, der Frauen kraft ihres Frauseins einfach schicksalshaft zuwächst. Die moderne Säuglingsforschung gibt ihr hier durchaus Recht. Mutterliebe kommt nicht aus dem Nichts. Im Wesentlichen ist sie weitergegebene Liebe. Sie wurzelt in der Liebe, die man selbst früher einmal erfahren hat, und jener, die man gegenwärtig erfährt. Zum Zeitpunkt ihres Entstehens ist diese Liebe verletzlich und irritierbar – wie ein Baby.

Kitos Mutter fand nicht die für sie richtigen Voraussetzungen vor. Erst mussten die Umstände verändert werden. Kitos Mutter brauchte länger und mehr Zeit, um ihr Baby anzunehmen. Es fehlte ihr eine sichere Höhle.

Sind Sie gerade erst Mutter geworden? Dann lassen Sie sich jetzt nach Strich und Faden verwöhnen. Lassen Sie sich Essen ins Nest bringen. Seien Sie zu sich selbst ebenso gut wie zu Ihrem Baby. Momentan leisten Sie genug innere Arbeit!

Oder liegt die Zeit der Geburt schon länger hinter Ihnen? Haben Sie sich damals nicht verwöhnen lassen können? War damals niemand da, der sie verwöhnen konnte? Das unklare Gefühl mancher Mütter, »zu kurz gekommen« zu sein, kann damit zusammenhängen und sich auch noch Monate später bemerkbar machen.

Kaum ist das Baby da, kann es auch jede Menge Verwirrung bezüglich der neuen gemeinsamen Aufgabe und der neuen Rollenverteilung geben. Mutter und Kind können nicht nur, wie in Kitos Fall, von außen und schicksalshaft in ihrer beginnenden Zweisamkeit gestört werden. Manchmal ist es auch die eigene Erwartung der Mutter an sich selbst, die sich paradox und gegensätzlich auswirkt.

> Drei Jahre ist das Ehepaar T. schon vor Davids Geburt zusammen gewesen. Beide arbeiten beruflich sehr gerne und engagiert. In der Freizeit steht Sport und Zusammensein mit Freunden auf dem Programm. David ist ein Wunschkind. Das Paar hat schon lange auf ihn gewartet. Frau T. ist überglücklich, als sie von der Schwangerschaft erfährt, und bereitet sich sofort akribisch mit viel Lektüre auf David vor. Während der Schwangerschaft fühlt sie sich großartig. Alles läuft bestens, auch die Geburt verläuft ohne Komplikation. Und dann ist **David** auch wirklich da! Sogar das Stillen klappt auf Anhieb. Kaum von der Klinik nach Hause gekommen, stürzt sich Frau T. in das neue Leben. Alles hat sie im Griff und unter Kontrolle. Bisher hat sich das berufstätige Paar die Arbeit im Haushalt geteilt. Jetzt, wo Frau T. den ganzen Tag zu Hause ist, übernimmt sie die Hausarbeit gänzlich. Die Familienzeit hat begonnen, und jetzt will sie ihr Bestes geben. Vier Wochen geht das gut, dann beginnt David vermehrt zu schreien. Frau T. legt noch einmal einen Gang zu. David schreit noch mehr. Der Besuch bei der Kinderärztin offenbart schließlich die Ursache. David hat nicht mehr ausreichend zugenommen. Ein Stillversuch zeigt auch an, warum. Frau T. ist die Milch zum Stillen ausgegangen.

David hungert. Seiner Mutter geht es – symbolisch gesehen – ähnlich. Frau T. hat sich selbst überfordert. Die moderne Mutter, die alles mit links schafft, voller Energie ist und alles im Griff hat, ist vor allem in der Zeit nach der Geburt ein gefährliches Modell. Speziell für die ersten Monate gilt nämlich das Prinzip der Ausnahmezeit. Die Bärin ist mit ihrem Jungen in der Höhle. Das übliche Bärinnenleben ist vorerst einmal unterbrochen.

Die Idee, dass ein Familienleben, so wie man es sich immer vorgestellt hat, schlagartig mit der Heimkehr von der Geburtsklinik beginnt, ist ein weit verbreiteter Irrtum. Auch Davids Eltern sind diesem Irrtum erlegen. »Mein Mann muss doch arbeiten«, »dass ich den Haushalt mache, gehört doch dazu, wenn man zu Hause ist!« »Ist das nicht meine Aufgabe?«, sind die häufigsten Reaktionen. Ja, das kann schon sein, zumindest wenn Sie das so gemeinsam mit Ihrem Partner geplant haben. Aber noch nicht ganz zu Beginn. Für Mütter gelten eigentlich ganz genau die gleichen Ausnahmeregeln wie für Babys. Zum falschen Zeitpunkt kann auch das Richtige falsch sein!

Es ist nicht immer die Mutter selbst, die sich überfordert. Auch von den Vätern kann es hier Missverständnisse geben. Sie sollen ihre Frau verwöhnen, ihr Essen bringen und zusätzlich zur Arbeit noch den Haushalt übernehmen? Bei manchen Männern gehen da die Alarmglocken los. Nicht so sehr, weil das praktisch nicht umsetzbar wäre, sondern weil es »gefährlich« sein könnte. So mancher Vater denkt: Solche Zustände darf man gar nicht erst einführen! Die schiefen Machtverhältnisse könnten zum Schluss ja dauerhaft so bleiben!

Ist der Machtkampf aber erst eröffnet, so kann sich das im nächsten Schritt, der um das erste Lebensjahr des Babys herum ansteht, bitter rächen. Hat die Mutter nicht ihre Zeit gehabt, so wird es auch den Vater treffen, wenn seine Zeit einmal gekommen ist. Mütter, die am eigenen Leib erlebt haben, dass ihr Partner sich nicht ausreichend um ihre Bedürfnisse und ihre Verletzbarkeit gekümmert hat, können ihm das Baby dann schwerlich anvertrauen.

Viele nervenaufreibende Paarkonflikte der frühen Babyzeit sind in Wirklichkeit keine Paarprobleme, sondern eigentlich echte Elternkonflikte. Das Zusammenspiel zwischen Vater und Mutter ist außer Tritt geraten. Dabei wird viel Kraft gespart und freigesetzt, wenn man sich rechtzeitig über die mütterlichen und väterlichen Rollen einig wird.

Wichtig dabei: Das erste Jahr ist ein Ausnahmejahr! Und die ersten Monate dieses Jahres sind nochmal die Ausnahmen dieses Ausnahmejahres. Denken Sie am besten in Drei-Monats-Etappen. Planen Sie jetzt nicht Ihr gesamtes zukünftiges Familienleben. Schon durch die Entwicklungsschritte Ihres Babys werden sich jetzt alle paar Monate die Spielregeln in der Familie ändern. Die ersten drei Monate sind Sie, die Mutter, die Königin. Und bitte sagen Sie das auch Ihrem Mann. Vielleicht fällt es ihm leichter, das zu akzeptieren, wenn er erfährt, dass sich das in absehbarer Zeit, nämlich im zweiten Lebenshalbjahr Ihres Kindes, wieder ändern wird.

Natürlich gilt das alles ganz genauso für Alleinerziehende, egal ob männlich oder weiblich. Nehmen Sie bitte in der ersten Zeit Unterstützung, Hilfe und Versorgung aus der Familie und dem Freundeskreis an. Sie haben jetzt ein wirkliches Recht darauf. Ich weiß schon, dass Mütter im Notfall alles schaffen können, aber wie schon gesagt, Ihr Baby sitzt mit Ihnen im gleichen Boot.

Mütter tun nämlich nicht »nichts«, während sie nichts tun. Mütter laufen in den ersten Wochen innerlich auf Hochtouren. Die Geburt und die Zeit danach ist eine der fundamentalsten Umwälzungen, die sich im Leben einer Frau ereignen. Die Veränderungen erreichen alle Lebensbereiche. Sie betreffen den Körper, das Innenleben und ihre Beziehungen. Speziell für die Geburt des ersten Kindes gilt, dass jetzt kein Stein auf dem anderen bleiben wird. Das erste Kind macht eine Frau zur Mutter. Aber wie nachfolgende Beispiele zeigen – muss auch die neue Identität in der Rolle der Mutter erst noch gefunden werden.

»Trinken Sie heute nicht zu viel, morgen wird die Milch einschießen!«, diesen wohlmeinenden Rat gab die Krankenschwester der jungen Mutter Frau M. auf der Wochenbettstation. Zu viel Flüssigkeitszufuhr einen Tag bevor die Milch einschießt, lässt nämlich die Brüste zu stark und in der Folge schmerzhaft anschwellen. Als die voll stillende Mutter zwei Monate später die kleine Anna mit Schreiproblemen zum Kinderarzt bringt, ist diese untergewichtig und in schlechtem gesundheitlichem Zustand. Was war geschehen? Die Mutter hatte den nur für diesen Zeitpunkt gedachten Rat auf die folgende Zeit ausgedehnt. Sie hatte wochenlang ihre Flüssigkeitszufuhr – trotz starkem Durst – reduziert. Sie dachte, das sei für das Stillen so notwendig. Stillende sollen aber ausreichend trinken, sonst verringert sich die Muttermilch! Der wohlgemeinte Rat war gründlich missverstanden worden. Frau M. hatte weder auf ihren eigenen Körper, der Durst meldete, noch auf Annas Hungersignale gehört. Sie hielt sich lieber an den (von ihr missinterpretierten) Rat der Krankenschwester.

Frau N., der Mutter von Daniel, einem zarten Frühchen, war auf der Frühgeborenen-Station bei der Entlassung geraten worden, ihn alle zwei Stunden zu füttern, auch nachts. Den Nebensatz »für die nächste Zeit« hatte die Mutter etwas weit ausgedehnt.

Die Mutter hielt diesen Rhythmus – trotz zunehmend überwältigender Müdigkeit – die nächsten Monate minutiös ein. Mit vier Monaten hatte das Kind endgültig genug davon und geriet schon beim Anblick der Flasche außer sich. Ein veritables Fütterungsproblem hatte begonnen. Auch hier hat die Mutter weder auf ihre eigenen Bedürfnisse noch auf die Signale ihres Kindes gehört. Wie so oft stimmten auch hier die Befindlichkeiten von Mutter und Kind überein. Leider ging es ihnen aber beiden schlecht.

Was die Geschichten von Frau M. und Frau N. gemeinsam haben, ist, dass sie beide die Rolle der selbstaufopfernden Mutter eingenommen haben. Warum? Oft hat das mit dem inneren Bild einer »guten Mutter« zu tun. Mit der neuen Mutterrolle ist es ein wenig wie mit der Hochzeitskleidung: etwas Neues, etwas Geborgtes, etwas Altes muss dabei sein. Ohne das Modell der eigenen Mutter wird man schwer eine neue Identität als Mutter entwickeln können. Um zur eigenen Mütterlichkeit zu gelangen, können junge Mütter die eigene Mutter nicht ausklammern. Ob man will oder nicht. Die eigene Mutter ist mit an Bord. Ist sie ein gutes Vorbild gewesen? Kann man übernehmen, was sie vorgelebt hat? Dann scheint diese Phase leicht und unkompliziert. Man muss nicht viel nachdenken. Gewisse Fragen lösen sich ganz von selbst, der Autopilot läuft. Ohne viel darüber nachzudenken, fliegen einem die richtigen Lösungen zu. Es funktioniert intuitiv, und man könnte gar nicht sagen, warum.

Anders ist es, wenn man das Modell der eigenen Eltern auf keinen Fall übernehmen will. Da muss man das Rad neu erfinden, nachdenken, korrigieren, ganz neue Wege gehen.

Speziell das Vorhaben »ich will auf keinen Fall so werden wie meine Mutter« ist ein gefährliches Konzept. Das Gegenteil ist oft nur die Kehrseite der gleichen Medaille. Ganz ohne das »Alte« und das »Geborgte« wird es nicht gehen. Sicherer ist der neue Weg, wenn Sie eine Mischung finden: Manches kann man übernehmen, anderes kann man ersetzen.

Ein hilfreicher Kompass auf dem neuen Weg ist, auf sich selbst ebenso zu hören wie auf Ihr Kind. Wie wir gesehen haben, geht es Kito, Daniel und Anna ja ganz ähnlich wie ihren Müttern. Die eigenen Bedürfnisse und Belastungen ernst zu nehmen, kann also auch Ihrem Baby helfen. Frau M. und Frau N., die für ihr Baby auf Nahrung und Schlaf verzichtet haben, haben das *nicht* getan. Zum Thema Selbstaufopferung und Verzicht in der Rolle als Mutter ist Folgendes zu sagen. Zweifellos wird man als Mutter damit rechnen müssen, Opfer zu bringen. Wenn Ihr Kind krank ist und Schmerzen hat, kann es schon sein, dass Sie sich einige Nächte um die Ohren schlagen müssen. Das ist etwas, was Sie im Notfall in Kauf nehmen müssen. Das können Sie aber nur, wenn Sie für diesen Notfall noch ausreichend Energie zur Verfügung haben.

Im Alltag sollten Sie deshalb mit der eigenen Energie sparsam umgehen. Betrachten Sie Ihren Energiehaushalt wie ein Sparbuch. Legen Sie regelmäßig etwas ein, damit Sie im Notfall etwas davon abheben können. Es gibt unzählige kleine Situationen des Alltags, die Sie sich leichter und angenehmer gestalten könnten. Schlafen Sie zum Beispiel ebenfalls, wenn Ihr Baby schläft. Machen Sie es sich zum Füttern zuerst einmal selbst bequem. Gestatten Sie sich täglich etwas, von dem Sie wissen, dass es Ihnen guttut. Das Leben einer Mutter ist nicht Mühsal, Plage und Verzicht. Im Alltag muss Platz sein für eigene Bedürfnisse. Mutter sein kann zwar gelegentlich anstrengend sein – aber nicht *nur*.

Manch kleiner Luxus in dieser Zeit – wie ein Entspannungsbad, das Lieblingsmenü oder wieder einmal ungestört ein Buch oder eine Zeitung lesen – ist in der Anfangzeit ohne Unterstützung von anderen lieben Menschen oft gar nicht möglich. Unterstützung kann aber auch eine zwiespältige Sache sein. Zum Beispiel ist das der Fall, wenn sie mit Bevormundung und unerbetener Einmischung einhergeht. »Hier schaut es ja aus! Ich räume mal für dich auf«, »die Wiege wäre im Nebenzimmer doch viel praktischer«, »jetzt lege dich endlich schlafen«, mag von der Oma nett gemeint sein. Als Fragen formuliert wäre die Unterstützung allerdings willkommener gewesen. Manchmal sind es diese kleinen bevormundenden Nuancen, die Mütter daran hindern, Unterstützung anzunehmen. Dabei hätten sie die Hilfe durchaus gebrauchen können. Hören Sie also hin und sortieren Sie aus, was Sie benötigen könnten. Sprechen Sie aber auch an, was Sie stört. Manchmal brauchen auch Omas einen Hinweis, um sich auf veränderte Situationen einstellen zu können. Es wäre doch schade, sich eine Unterstützung, die man wirklich brauchen könnte, aus diesem Grund vergällen zu lassen.

Die Stunde des Vaters

Was sind die größten Herausforderungen für Mütter? Zuerst müssen sie lernen, für alles Sorge zu tragen. Und dann müssen sie lernen, *nicht* mehr für alles Sorge zu tragen.

> Als ich Frau K. kennenlernte, war sie eine herzliche und vitale Frau. Sie war wegen ihres Partners vom Land in die Stadt gezogen. Der Freundeskreis war deshalb klein und auch Ihr Mann war beruflich viel auf Reisen. Aber das machte Frau K. nicht so viel aus. Denn ihr Ein und Alles war ihre einjährige Tochter **Leah**. Alles wäre problemlos, wenn nur dieses Essproblem nicht wäre! Seit den letzten Monaten sei das Füttern nämlich immer schwieriger geworden. Bei den Mahlzeiten müsse sie schon Puppen mitspielen lassen und Kinderbücher vorlesen. Aber langsam wirke nicht einmal *das* mehr. Das Gewicht stagniert.

Bei der ersten Fütterung, die ich sehen darf, herrscht beste Stimmung. Frau K. lacht viel, ermuntert Leah und erzählt Geschichten – vorzüglich über das Essen. Sie sitzt dem Kind gegenüber, das einen eigenen Teller und einen eigenen Löffel hat. Leah ist ebenfalls guter Stimmung und interessiert sich für das Angebot. Frau K. ist lebhaft, isst selbst und bringt viel Abwechslung hinein. Mal steht sie auf, um ein Getränk zu holen, mal um etwas Heruntergefallenes aufzuheben. Gelegentlich versucht sie, über den Tisch langend, dem Kind einen gefüllten Löffel in den Mund zu schieben. Dann wendet sich das Kind aber ab. Wie durch Zauberei isst Leah bei dieser Mahlzeit keinen einzigen Bissen. Was ist hier eigentlich los? Gut, dass diese Mahlzeit auf Video aufgezeichnet wurde. Beim nochmaligen Anschauen fällt auf: Es ist das Timing. In dem Moment, als Leah zum Löffel greift, richtet Mutter noch rasch das Lätzchen. Genau in dem Augenblick, als Leah es nochmals versucht, steht die Mutter auf, um das Buch zu holen. Auch interessant! Leah schafft es, den Löffel zu füllen – und wird von der fütternden Hand der Mutter überholt. Nein, das wollte sie doch selbst machen! Als sich Leah erneut dem Essen zuwendet, stellt ihr die Mutter das Getränk dazwischen.

Als Frau K. das Video sieht und mit mir bespricht, ist sie sehr betroffen. Das alles war ihr gar nicht bewusst! In Windeseile hat sie die Fütterungsempfehlungen umgesetzt. Jetzt weiß sie ja, *was* sie anders machen muss. Innerhalb weniger Tage isst Leah einwandfrei und nimmt sogar zu.

Doch statt Freude über ihren Erfolg zeigt Frau K. Bedrücktheit. Ja, schon. Leah isst jetzt. Aber irgendwie hätte sie sich das anders vorgestellt. Zufriedenes Kind und traurige Mutter. So war das aber nicht gedacht. Was bedrückt Frau K. denn so sehr?

Dass aus ihrem Baby ein Kleinkind wird, löst bei aller Begeisterung und Freude über den Fortschritt bei vielen Müttern auch eine leise Wehmut aus. Wo ist nur das kleine Baby hin? Ein Gefühl von Abschiednehmen macht sich breit. In dem Alter, in dem Kinder wie Sammy ihrer Wege gehen wollen und solche wie Lisa ihre eigenen Entscheidungen üben, vollzieht sich auch bei deren Eltern eine Verwandlung. Für die Bärin ist es Zeit, aus der Höhle zu kommen. Das Ausnahmejahr neigt sich dem Ende zu. Das Baby will hinaus ins Leben. Der Vater ist gefragt. Dass Herr K. berufsbedingt so wenig zu Hause ist, war bisher nicht so ins Gewicht gefallen. Jetzt in der neuen Lebensphase fehlt er sowohl seiner kleinen Tochter als auch seiner Frau.

Der Wiedereinstieg in das »normale« Leben kann schwierig werden. Wie schwer oder leicht er fällt, hängt auch davon ab, was einen jetzt erwartet. Nicht nur die Beziehung zwischen Eltern und Kind, sondern auch die Beziehung der Eltern zueinander tritt in eine neue Phase. Wie war das mit den beiden, bevor das Baby ankam? Wie wird es mit ihnen beiden weitergehen? Jeder Einzelne in der Familie muss jetzt seinen neuen Platz finden. Dass ein Fütterungsproblem als Symptom in dieser Altersklasse so häufig auftritt, hat auch mit den fundamentalen Veränderungen zu tun, die jetzt ausnahmslos alle in der Familie betreffen.

Abstillkrise

Frau Z. ist verzweifelt. **Oliver** nimmt weder den Löffel noch trinkt er aus der Flasche. Zig Ärzte hat Frau Z. schon konsultiert, um sich Hilfe zu holen. Alle schienen immer sehr beruhigt, nachdem sie Oliver gewogen und vermessen hatten. »Kein Problem, Frau Z.! Das Gewicht passt!« Das Gewicht ist aber gar nicht das Problem. Das Problem ist: Frau Z. will abstillen – aber Oliver besteht auf Muttermilch.

Dabei hatte alles so wunderbar unkompliziert begonnen. Frau Z. hatte von Anfang an ausreichend Milch. Oliver genoss die Brust und gedieh prächtig. Bis das Problem mit dem Zufüttern begann. Als Oliver sieben Monate war, hat der Kinderarzt dringend empfohlen, nun mit Gemüse, Fleisch und Obst zu beginnen. Aber Oliver will davon nichts. Nicht einmal die Flasche nimmt er. Jetzt ist Oliver bereits fünfzehn Monate alt und Frau Z. stillt immer noch.

Langsam beginnen sich Angst, aber auch Zorn und Wut in Frau Z.s Leben einzuschleichen. Da ist einmal die Sorge, dass mit Oliver etwas »nicht in Ordnung sein« könnte.

Aber zunehmend meldet sich auch die Furcht, in den nächsten Jahren so weitermachen zu müssen. Wann würde das nur aufhören? Und vor allem – *wie* könnte das aufhören?!

Zu allem Überdruss hat es in letzter Zeit auch schon ein paar unschöne Esssituationen mit Oliver gegeben. Sie hat ihn gezwungen, ein paar Bissen zu essen. Oliver hat geweint und dann erbrochen. Danach hat Frau Z. auch geweint. Eigentlich fühlt sie sich wie in einer Falle.

Auch auf ihren Mann wird Frau Z. langsam zornig. Er ist absolut keine Hilfe. »Du musst eben abstillen!«, mehr fällt ihm nicht ein. Eigentlich ist er fast Nutznießer dieser Situation. Er lebt sein Leben, geht morgens arbeiten, trifft seine Freunde. Es scheint, als könnte es von ihrem Mann aus gesehen noch Jahre so weitergehen! Mehr als zwei Stunden auf Oliver aufzupassen, ist nicht drin. Danach beginnt Oliver zu motzen und will zu Mama. Papa kann ja nicht stillen! Frau Z. ist zornig auf Oliver, auf ihren Mann, auf Ärzte und auf sich selbst.

So paradox es klingt, Abstillkrisen gibt es auch ganz ohne Stillen. Dieser Begriff charakterisiert die Familienkrise, die gegen Ende des ersten Lebensjahres ausbrechen und die sich Monat für Monat weiter steigern kann, wenn die familiären Spielregeln nicht geändert werden. Frau Z. irrt, wenn sie glaubt, dass nur sie sich wie in der Falle fühlt. Ebenso fühlen sich nämlich auch Oliver und auch ihr Mann. Herr Z. fühlt sehr wohl den Zorn seiner Frau – und er bemüht sich. Er hört seiner Frau auch sehr aufmerksam zu. Je mehr er sich allerdings bemüht, ihren Ratschlägen zu folgen, desto weniger wendet sich ihm Oliver zu. Herr Z. beginnt sich langsam (ganz genauso wie seine Frau) über Oliver zu ärgern. Die ganzen Spannungen zwischen ihm und seiner Frau haben mit Oliver zu tun. Warum braucht dieses Kind dauernd seine Mutter?! Dabei funktioniert es mit Oliver ja gar nicht so schlecht. Zumindest, wenn der Vater mit ihm allein ist. Aber das erlebt seine Frau nie mit, denn kaum taucht sie auf, ist Oliver wie ausgewechselt. Dann wird das Kind weinerlich und hängt nur noch bei ihr.

Oliver seinerseits ist in der Phase der Autonomieentwicklung. Er ist in der gleichen Phase wie Lisa und Sammy. Aber davon ist nichts zu merken. Oliver ist brav und muckt nicht auf. Außer dass er seiner Mutter nicht von der Seite weicht und nichts isst, macht er keine Probleme. Auch Oliver merkt, wie zornig seine Eltern auf ihn sind. Zur Sicherheit bleibt er bei Mama.

Eigentlich sitzt die ganze Familie in der Falle. Manchmal können daraus sogar Schreiduelle und echte Kämpfe werden. Es wäre Zeit, dass das Schiffchen aus dem Hafen fährt, aber das Schiffchen will nicht. Was ist los? Ist das Meer zu wild oder der Hafen verschlossen? Manchmal trifft alles gleichzeitig zu.

Abstillen heißt, sich verabschieden. Eine Phase kommt zu einem Ende. Dieser Abschied kann sich mindestens ebenso schwierig wie der Beginn des Stillens gestalten.

Praktische Hinweise zum Abstillen

Verwirrung herrscht manchmal schon bezüglich der unterschiedlichsten Empfehlungen des richtigen Zeitpunktes. Von Kinderärzten wird Stillen derzeit bis zum sechsten Lebensmonat empfohlen. In manchen Stillgruppen wird Stillen sogar bis ins Kindergartenalter propagiert. Auch in anderen Kulturen wird es oft so lange praktiziert. Also woran soll man sich halten?

Vielleicht sollte man zunächst einmal zwischen Stillen und Stillen unterscheiden. Ein Kind, das wie Oliver keine altersgemäße Nahrung zu sich nimmt, keine Anzeichen von Autonomieentwicklung erkennen lässt und sich gemeinsam mit seinen Eltern in Abhängigkeiten verstrickt, hat ein Problem. Noch längeres Stillen wird dieses Problem eher vergrößern als lösen. Hier zeigt sich die Kehrseite des zu langen Stillens. Anders kann der Fall liegen, wenn es Mutter und Kind bestens geht und die beiden abends einfach gerne ihre Kuschel-Stillstunde genießen. Auch könnte es sein, dass die beiden aus früherer Zeit noch etwas nachzuholen haben. Auch das soll seinen Platz haben. Grundsätzlich gilt: Stillen sollte weder mit altersgemäßer Ernährung kollidieren noch Entwicklungsfortschritte blockieren. Deshalb geht es primär einmal darum, *tagsüber* abzustillen.

Viele Babys schaffen das um den siebenten Lebensmonat herum ganz von selbst. »Ich kann ihn tagsüber gar nicht mehr stillen. Alles lenkt ihn ab!« Ja, das Baby hat ganz Recht. Tagsüber lockt die Welt. Sich jetzt noch zum Stillen in abgeschiedene Einsamkeit zurückzuziehen, wäre ein Schritt in die falsche Richtung. Die Brust als Universalmittel für »alles« wie Hunger, Durst, Frust, Liebesbedürftigkeit, Einsamkeit, Müdigkeit, Langeweile und Verletzung soll ja neuer Differenziertheit Platz machen. Das Leben ist doch viel bunter und vielfältiger. Es geht auch darum, neue Strategien und Wege der Problemlösung und des Trostes zu finden. Manchmal ist das nicht nur für das Kind neu und ungewohnt. »Aber er *verlangt* die Brust! Was soll ich denn machen?«, fragen sich Mütter dann ratlos. Auch Olivers Mutter muss sich jetzt auf neue Lösungen einstellen.

Oft reicht es schon, wenn Stillen nicht mehr automatisch an erster Stelle steht. Bieten Sie Stillen erst als dritte oder vierte mögliche Variante an. Schon das allein kann ein Zeichen sein, das dem Baby zeigt, in welche Richtung es bald gehen sollte. Achtung! Verzichten Sie auf ein reflexartiges Brustauspacken bei Missgeschicken oder ersten unruhigen Hungerzeichen. Eher gilt es, Zeit zu gewinnen und das Verlangte ein wenig hinauszuzögern. »Oliver, jetzt nicht. Ich möchte erst selbst etwas essen (oder trinken). Magst du auch etwas?«, kann bereits eine interessante Alternative bieten. Wer weiß, vielleicht kostet Oliver sogar? Muten Sie sich und Ihrem Baby keine Radikallösungen zu. Es geht anfangs nicht darum, gar nicht mehr zu stillen. Es geht eher darum, sich auf den Weg zu machen, immer weniger zu stillen. »Spielen wir vorher was?«, klingt (bei Langeweile) doch auch schon vielversprechend. Manchmal hilft es auch schon, mit dem Kind den Raum zu wechseln. Noch leichter geht das Abstillen allerdings mit Unterstützung des Vaters. Bei Papa gibt's keine Brust. Das ist schon jedem Baby klar. Dort *muss* man Alternativen entwickeln. Und nach einiger Zeit funktioniert das dann auch bei Mama.

Aber nicht nur, weil Papa keine Brust gibt, sondern ganz grundsätzlich ist diese Entwicklungsphase die Stunde des Vaters. Im Gegensatz zur Mutter freuen sich Väter meist ungetrübt über das Heranwachsen ihres Babys. Kein wehmütiges Abschiednehmen ist der Freude beigemengt. Im Gegenteil – endlich kann man mit dem

Kind was »anfangen«. Es ist eigentlich der Vater und nicht so sehr die Mutter, der diese Familienkrise lösen kann. Gibt es keinen Vater, so ist es für das Kind wichtig, dass es einen Dritten – zum Beispiel Opa, Onkel oder auch eine unternehmungslustige Oma – gibt, der die zwiespältigen Gefühle zwischen Mutter und Kind auflösen kann. Der Vater, als der Dritte und andere, wird zum Retter aus der Verstrickung, in die sich Mutter und Kind in diesem Alter oft verheddern können. Jetzt verkehren sich die sogenannten »Schwächen« des Vaters nämlich in Stärken.

»Mein Mann kann das Kind leider nicht beruhigen«, »meiner weiß nicht einmal, wie man ein Fläschchen kocht«, »mein Mann geht mit dem Kind weg und vergisst sogar die Windeln mitzunehmen!« Wunderbar! So paradox das klingt: Das sind die besten Voraussetzungen für die anstehenden Veränderungen.

Es ist nämlich das Neue, das Ungewohnte und Unerwartete, das dem Kind in dieser Entwicklungsphase helfen kann. Väter lösen diverse Probleme einfach – anders.

Erstens sind sie nicht solche Spezialisten für Babys, wie es ihre Partnerinnen inzwischen geworden sind. Zweitens haben Männer ganz allgemein andere Lösungsstrategien als Frauen.

Während Mütter Probleme meist nicht mögen und diese vorausschauend verhindern wollen – sehen viele Väter Probleme eher als Herausforderung. Probleme werden gelöst – aber bitte erst, wenn sie auftauchen. Und Probleme werden gelöst – aber nur wenn man sich dafür auch wirklich zuständig fühlt. »Warum soll ich versuchen, mein Kind zu beruhigen, wenn meine Frau sowieso im Nebenzimmer sitzt und ich weiß, dass sie das viel besser kann?« »Fläschchen kochen kann doch nicht so schwer sein. Wenn ich eines benötige, werde ich es schon lernen!« Probleme lösen müssen, kann sogar Spaß machen und zu spannenden neuen Situationen führen. »Wenn ich keine Windel mit habe, kaufe ich eben welche. Und wenn Sonntag ist, fahre ich zu meinem Freund, der hat ja auch Kinder. Bin ich im Park, frage ich eben irgendeine Mutter!« Dies ist natürlich ein Albtraum aus Sicht der vorausschauenden Mutter, der es um Sicherheit geht. Denn das alles kann zweifellos zu neuen und unerwarteten Situationen führen. Es kann direkt Abenteuercharakter annehmen. Das Baby ist dabei und erlebt aus erster Hand, wie man Probleme ohne Mama lösen könnte. Das wiederum ist genau das, worum es in diesem Alter geht; um beginnende Selbstständigkeit, Selbstbestimmung und eigenen Erfolg. Kinder sind in der Art, wie sie Probleme lösen, oft gar nicht viel anders als Väter.

Olivers Vater ist sehr bemüht, seiner Frau zuzuhören. Es geht aber gar nicht darum, dass der Vater die Strategien seiner Partnerin übernimmt. Im Gegenteil, es geht darum, dass er seine eigenen entwickelt. Sind Väter in den ersten Monaten gut beraten, mit ihrer (väterlichen) Meinung sparsam umzugehen, so ist es jetzt an der Zeit, der väterlichen Sicht – im wahrsten Sinn des Wortes – mehr Gehör zu verschaffen. In Gegenwart des Kindes »das kann er/sie doch schon selber« zu sagen, ist keine Kritik an der Partnerin und bringt sie vielleicht trotzdem auf neue Ideen. Und Oliver tut es gut, so etwas von seinem Vater zu hören.

Man könnte auch sagen: Die Emanzipation des Vaters ermöglicht die Emanzipation des Kindes. Das erklärt auch, warum Herr Z. beim Anwenden der Ratschläge seiner Frau so wenig Erfolg bei Oliver hat. Oliver braucht keine zweite Mutter. Oliver braucht einen Vater. Einen Vater, der ihm zeigt und hilft, Probleme auch ohne Mama zu lösen. Man wird verstehen, dass es hier auch viel um Vertrauen geht. Welche Erfahrungen machte die Mutter denn selbst mit ihrem Mann? Hat er sie in »ihrer« Zeit versorgt und beschützt? Kann man sich auf ihn verlassen? Wird er sie rufen, wenn er merkt, dass es dem Kind zu viel wird?

Ganz allgemein sind die Lösungsstrategien von Frauen und Männern oft unterschiedlich. Es gibt andere Wertigkeiten. Das »andere« des Vaters hilft dem Kind, die Erfahrungen, die es mit seiner Mutter als so unumstößlich erlebte, zu relativieren. Um sich als Erwachsener in diesen Entwicklungsschritt einzufühlen, könnte man sich den Erfahrungswert von Reisen vorstellen. Wenn wir in London plötzlich den Linksverkehr erleben, so ist das eine verwirrende Entdeckung. Plötzlich sehen wir, dass es auch anders geht. Man muss allerdings auch anders über die Straße gehen (nämlich zuerst rechts dann links schauen) und anders einparken (nämlich in die Gegenrichtung einschlagen). Man kann auch ganz andersartige Häuser bauen, als man es gewohnt ist. Beim Kochen kann man statt Kuhmilch Kokosmilch verwenden. Auch die Erdanziehungskraft ist uns, da sie immer da ist, gar nicht bewusst. Seit es Zentren gibt, wo man experimentell und labormäßig Schwerelosigkeit wie im Weltraum herstellen kann und so erlebbar wird, wie es sich ohne Erdanziehung anfühlen mag, haben schon viele Menschen viel Geld für dieses Erlebnis ausgegeben. Theorie ist eben doch anders als echtes Erleben mit allen Sinnen in der Realität.

Die Metapher des Reisens zeigt noch etwas anderes. Wir fahren nicht in Urlaub, wenn wir krank sind oder wir zu Hause gerade einen Wasserrohrbruch haben. Übersetzt auf das Kleinkind heißt das: Wenn die Mutter böse oder traurig ist und man selber müde oder krank ist, dann will man keine Abenteuerreise mit dem Vater unternehmen. Da muss dann schon die Mutter her.

Mütter sehen die lockere Problemlösebereitschaft ihrer Partner naturgegeben mit etwas anderen Augen. Erstens ist die nonchalante väterliche Art, »Das ist eh nicht so schwierig«, durchaus eine Herabsetzung ihrer hochspezialisierten Fähigkeiten. Sie haben sie sich in den letzten Monaten mit viel Liebe zum Detail und manchmal mühsam angeeignet. Und zweitens wollen sie, auf typische »Mutterart« – vorausschauend und sich rückversichernd – kontrollieren, ob es wirklich schon ohne sie gehen könnte. Und so bleiben sie im Nebenzimmer, versuchen ihren Partnern die »Mutter«-Strategien beizubringen und landen oft beim schon oben erwähnten Satz des Vaters: »Warum soll ich versuchen mein Kind zu beruhigen, wenn meine Frau im Nebenzimmer sitzt und ich weiß, dass sie das sowieso alles viel besser kann als ich?«

Ab wann die neuen Spielregeln beginnen sollten, zeigt häufig das Kind selbst: »Den ganzen Tag hängt sie/er an mir, aber wenn mein Mann heimkommt, bin ich abgeschrieben.« Was Mütter in dieser Zeit mit etwas zwiespältigen Gefühlen beschreiben, ist ein untrügliches Zeichen dafür: Jetzt ist Papa gefragt. Auch Oliver kann im Spiel mit dem Vater all das erproben und erleben, was eine Voraussetzung für altersgemäße Mahlzeiten wäre. Zum Beispiel, zu erfahren, dass er kein kleines Baby mehr ist, das die Brust braucht. Denn in Gegenwart des Vaters gelingen sogar schwierige Kletterübungen. Sein Vater nimmt ihn ernst, wenn er wirklich mit dem gelben Auto und nicht mit dem Kran spielen will. Papa lacht, wenn er den Turm zerstört. Im Spiel mit Papa kann Oliver selbst entscheiden, ob er auf ihm herumturnen oder doch lieber mit ihm das Bilderbuch anschauen will. (Und dann blättert Oliver *selbst* um!) Wenn ihn Vater in die Luft wirft, kann Oliver sogar fliegen. Zweifellos: Papa besitzt das Geheimnis der Selbstständigkeit!

»Mein Mann kennt sich bei Oliver nicht aus. Er spielt immer nur mit ihm!« Was Frau Z. da sagt, ist ein häufiger Trugschluss. Das Forscherehepaar Grossmann hat sich mit Vätern und ihrem Einfluss auf die kindliche Entwicklung auseinandergesetzt. Ergebnis der Forschungen war, dass Väter vor allem über das Spiel auf ihr Kind einwirken. Väter spielen anders. Sie spielen wildere Körperspiele. Sie setzen andere Schwerpunkte. Die Forschungsarbeiten gipfelten schließlich im Slogan vom »einfühlsamen Spiel des Vaters« und seiner Bedeutung für zukünftige Fähigkeiten des Kindes. Auch bei Oliver geht es zuerst einmal um das Spiel mit dem Vater und nicht primär ums Essen. Erst wenn sich zwischen Vater und Kind auf spielerische Weise Vertrautheit eingestellt hat, kann auf diesem Wege auch ein anderer Zugang zum Essen entwickelt werden.

Viele Diskussionen rund um die Frage, was denn nun das »Richtige« für das Kind sei, erübrigen sich, wenn man das Zwei-Kräfte-System von Mutter und Vater vor Augen hat. Es ist nämlich logisch, dass die Mutter in vielen Bereichen eine andere Meinung und Haltung hat als der Vater. Sie vertritt ja die mütterliche Sicht und der Vater vertritt die väterliche Sicht. Unterschiede sind erwünscht. Gegenseitiger Respekt ist allerdings Voraussetzung.

Wie sehen denn die beiden Sichtweisen von Mutter und Vater aus? Bei welchen Themen gibt es Differenzen? Angemessene Entscheidungen, die das Kind betreffen, entstehen, wenn man den väterlichen und den mütterlichen Gesichtspunkt zusammenfügt. Ein befreundeter Kollege hielt über diesen Vater-Mutter-Konflikt einmal einen sehr treffenden Vortrag. Der Titel lautete »Braucht das Kind ein Häubchen – ja oder nein?« Es geht dabei nicht um die Entscheidung, wer Recht hat, und auch nicht darum, ob etwas prinzipiell richtig oder falsch ist. Oft geht es um die Gegensatzpaare Sicherheit versus Abenteuer. Vor allem die näheren Umstände sollten ausdiskutiert werden. Wie hoch darf das Baby im Spiel vom Vater geworfen werden? Vielleicht sollte sich der Vater dabei etwas weiter weg von der Türkante stellen? Darf das Kind auf das Klettergerüst? Möglicherweise nur, wenn der Vater daneben steht.

Fragen Sie Ihren Partner nach seiner Meinung »als Vater« oder Ihre Partnerin nach ihrer Meinung »als Mutter«, denn was für Kinder am hilfreichsten ist, wissen meist erst beide Eltern zusammen. Es ist, als hätten sie jeder eine Schatzkarte – aber jeder besitzt nur eine der Hälften! Sie müssen die beiden Teile schon zusammenfügen. Die Frage »Wie siehst du das als Vater?« oder »Wie sieht das aus Sicht der Mutter aus?« ist eine Einladung, den anderen Teil dazuzulegen. Jede Lösung, die für beide Eltern passt, erhöht die Chance, das wirklich Richtige für ihr Kind zu finden.

Tipps für die Mutter
Lassen Sie Vater und Kind gemeinsam ausgehen und Neues entdecken. Mütter können ihr jetzt »großes« Baby auf eine neue und andere Weise begleiten. Machen Sie es doch ebenso wie Ihr Kind. Erproben auch Sie sich in neu gewonnener Freiheit. Auch Sie bekommen jetzt ein Stück Selbstständigkeit (zurück)! Mütter haben lange genug individuelle Bedürfnisse zurückgestellt. Wie wäre es mit der geplanten Ausbildung, dem Job, einem Kurs, den Sie schon lange machen wollten? Sport? Freundinnen treffen? Vieles, worauf Sie bisher verzichtet haben, wartet jetzt auf Sie!

Tipps für den Vater
- Spielen Sie viel mit Ihrem Kind.
- Überlassen Sie ihm dabei oft die Initiative und Führung.
- Gestalten Sie das Spiel so, dass es Ihnen auch selbst Spaß macht.
- Nehmen Sie seine kleinen Entscheidungen und Pläne ernst.
- Geben Sie Ihrem Kind eine Stimme – sprechen Sie aus, was Ihr Kind meint/fühlt/plant, solange es das noch nicht selber kann.
- Beziehen Sie die Mutter in das Spiel mit ein, wenn sie dazukommt. Werfen Sie zum Beispiel auch ihr den Ball zu.
- Flirten Sie mit Ihrer Partnerin und gehen Sie wieder einmal mit ihr aus.

Das Puzzle zusammensetzen

Jetzt komme ich langsam zum Ende. Die wichtigsten Puzzlesteine haben Sie inzwischen kennengelernt. In jeder Familie sieht das Puzzle aber etwas anders aus. Nur Sie selbst können deshalb wissen, welche der Puzzlesteine (und wie viele) gerade Ihnen und Ihrem Baby nützlich sein können. Einen wichtigen Hinweis möchte ich Ihnen aber trotzdem noch mit auf den Weg geben:

Der Faktor »Zeit« spielt nicht nur bei der Entstehung von Fütterungsproblemen eine wichtige Rolle, sondern auch bei deren Lösung. Eltern haben oft wunderbare Ideen, aber wenn sich nicht prompter Erfolg einstellt, wird der vollkommen richtige Plan trotzdem verworfen. »Ich habe mein Baby auch schon einmal den Löffel halten / in die Suppe greifen lassen und es hat trotzdem nicht gegessen«, ist so ein typischer Satz. Mit einem Versuch wird es unter Umständen nämlich nicht getan sein. Das ist, als würden Sie jemanden anrufen und noch während des ersten Läutens bereits den Hörer auflegen. Haben Sie also Geduld! Erwachsene können sich etwas ausmachen und gemeinsam planen. »Ab jetzt und sofort machen wir etwas anders.« Zwischen Erwachsenen (oder mit größeren Kindern) klappt das auch. Mit Babys funktioniert das allerdings nicht. Babys müssen eine Veränderung *merken*. Durch Wiederholungen! Manchen Kindern reichen zwar einige wenige Situationen, die plötzlich anders ablaufen, um die neuen Spielregeln zu begreifen. Viele Kinder brauchen aber auch länger. Babys machen auch oft die Gegenprobe. Hey, gelten jetzt wirklich neue Spielregeln?

Erwarten Sie also nicht, dass sich nach nur einigen Tagen schon alles ändern kann. Grundsätzlich gilt, je länger das Essproblem schon bestanden hat, umso länger kann auch die Umgewöhnungszeit dauern. Realistisch ist es, eine Zeitspanne von drei bis vier Wochen einzuplanen.

Es könnte Sie entlasten, wenn Sie in dieser Zeit vermehrt Ihren Kinderarzt mit einbeziehen. Speziell wenn Kinder schlechte Erfahrungen in Zusammenhang mit Essen gemacht haben, können die ersten Erfolge auch auf sich warten lassen. Bevor ein Baby das Neue lernen kann, muss es das Unangenehme nämlich erst vergessen und verlernen können. Das benötigt zusätzliche Zeit. Geben Sie Ihrem Kind also ausreichend Möglichkeit und Zeit umzulernen!

Ein Fütterungsproblem ist eines der frühesten Warnsignale, die Babys aussenden können, um darauf aufmerksam zu machen, dass für sie »etwas nicht in Ordnung ist«. Es ist ein wunderbar rechtzeitiges Zeichen. Eltern bekommen dadurch die Chance, noch alles zeitgerecht und »vorbeugend« in die rechten Bahnen zu lenken. Eltern sind dabei nicht auf sich allein gestellt. Den wirklichen Spezialisten für Ihr Baby haben sie ja bei sich – es ist Ihr Baby selbst.

Hilfreiche Adressen

Beratungs- und Therapieangebote für Säuglinge und Kleinkinder*

Adressen in Deutschland

Postleitzahlengebiet: 0
Stillpraxis Elisabeth Kurth
Beratung für Eltern von Säuglingen und Kleinkindern mit exzessivem Schreien, Schlaf- und Essstörungen
Augustusweg 46, 01445 Radebeul, Tel.: 03 51/8 30 34 78
E-Mail: kurth@stillpraxis.de, Internet: www.stillpraxis.de

Schreisprechstunde, Beratung für Eltern mit Babys und Kleinkindern
Dipl.-Psych. Peter Hiermann, OÄ Dr. Doris Hückel
Universitätsklinik und Poliklinik für Kinder und Jugendliche
Liebigstr. 20A, 04103 Leipzig, Tel.: 03 41/9 72 62 42

IRIS REGENBOGENZENTRUM, für Eltern, deren Babys Schlafstörungen, Still-, Ess- und Schreiprobleme haben
Schleiermacherstr. 39, 06114 Halle
Tel.: 03 45/5 21 12 32, Fax: 03 45/5 21 12 33
E-Mail: irisfamilienzentrum@t-online.de, Internet: www.irisfamilienzentrum.de

Postleitzahlengebiet: 1
Kinderärztliche Praxis m. Schwerpunkt »schwierige Säuglinge u. Kleinkinder«, Kinder m. Schulschwierigkeiten, psychosomat. Probleme
Dr. Hartwig, Dipl.-Psych. M. Block, Ch. Krausmann
Karl-Marx-Str. 80, 12043 Berlin-Neukölln, Tel.: 0 30/6 23 87 17

---

* Die folgende Liste bietet nur einen Ausschnitt aus dem breiten Spektrum verschiedener Beratungsmöglichkeiten. Die Auswahl orientiert sich an den ausführlicheren Adresslisten der GAIMH – Gesellschaft zur Förderung der seelischen Gesundheit der frühen Kindheit (www.gaimh.de) sowie von Trostreich – Interaktives Netzwerk Schreibabys (www.trostreich.de). A. d. R.

Eltern-Kind-Psychotherapie für Säuglinge und Kleinkinder bis 4 Jahre bei frühen Beziehungs- und Interaktionsstörungen
KunstMusikRäume – Institut für Musik und Psychotherapie
Hornstr. 7/8, 10963 Berlin, Tel.: 0 30/2 17 24 71
E-Mail: Katrin.Stumptner@t-online.de oder Cornelia.Thomsen@freenet.de oder post@kunstmusikraeume.de

Baby- und Kleinkindsprechstunde der Charité
OA Dr. A. Wiefel
Otto-Häubner-Centrum für Kinder- und Jugendmedizin
Charité Campus Virchow-Klinikum
Augustenburger Platz 1, 13353 Berlin
Tel.: 0 30/4 50 56 62 29, Fax: 0 30/4 50 56 69 23
E-Mail: andreas.wiefel@charite.de

»Schreibaby-Sprechstunde«, Krisen- und Entwicklungsbegleitung für Eltern, Babys und Kleinkinder (0–3 Jahre) zur Behandlung von Schrei-, Schlaf- und Fütterungsproblemen
im Diagnose- und Behandlungszentrum (DBZ) für Kinder und Jugendliche am Vivantes-Klinikum Neukölln, Rudower Str. 48, 12351 Berlin
Terminvereinbarungen: Tel.: 0 30/1 30 14 37 00, Fax: 0 30/1 30 14 49 90
E-Mail: dbz@vivantes.de

Elternberatung »Vom Säugling zum Kleinkind« an der Fachhochschule Potsdam
Friedrich-Ebert-Str. 4, 14467 Potsdam, Tel.: 03 31/2 70 05 74
E-Mail: kontakt@familienzentrum-potsdam.de
Internet: www.fh-potsdam.de/~IFFE/schrei.htm

Postleitzahlengebiet: 2
Poliklinik für Kinder- und Jugendpsychosomatik
Klinik für Kinder- und Jugendmedizin, Universitätsklinikum Eppendorf
Dr. med. Carola Bindt
Pavillon N 47, Martinistr. 52, 20246 Hamburg, Tel.: 0 40/47 17 27 15

Beratungsstelle für Eltern, Kinder und Jugendliche
Dr. C. J. Suess, Beratungsstelle »nullbisdrei«
Holitzberg 139a, 22417 Hamburg
Tel.: 0 40/53 77 92 84, Fax: 0 40/53 77 92 87

Beratung und Psychotherapie für Eltern mit Säuglingen und Kleinkindern
Dipl.-Psych. Renate Barth (Psychoanalytikerin/Familientherapeutin)
Hoheluftchaussee 52, 20253 Hamburg
Tel.: 0 40/43 27 52 99, Fax: 0 40/43 27 52 98
E-Mail: renatebarth@t-online.de

PEP am Klosterstern
Psychosomatik/Entwicklungsdiagnostik/Psychotherapie
Rothenbaumchaussee 239
20149 Hamburg
Tel. 0 40/41 49 83 82
E-Mail: info@pep-am-klosterstern.de, Internet: www.pep-am-klosterstern.de

Frühberatungsstelle für Eltern mit Säuglingen und Kleinkindern
im Familienzentrum MOBILE
Hinter den Ellern 1a, 28309 Bremen
Tel.: 04 21/3 61 66 03, Fax: 04 21/3 61 66 05
E-Mail: fruehberatung.hemelingen@afsd.bremen.de

Erziehungsberatungsstelle Celle
Ansprechpartnerin: Dr. Gisela Lösche
Denickestr. 110 B, 29225 Celle
Tel.: 0 51 41/4 20 63, Fax: 0 51 41/95 15 69
E-Mail: Gisela.Loesche@LKCelle.de

Postleitzahlengebiet: 3
KEKK – Kontaktstelle für Eltern mit Kleinkindern
Träger: Deutscher Kinderschutzbund
Kreisverband Schaumburg e. V.
Bahnhofstr. 27, 31655 Stadthagen,
Tel.: 0 57 21/7 24 74, Fax: 0 57 21/92 86 23
E-Mail: info@kinderschutzbund-schaumburg.de
Internet: www.mvd-germany.com/kinderschutzbund/index.htm

Beratung für Eltern mit Säuglingen und Kleinkindern (0–3 Jahre)
Beratungsstelle für Eltern, Kinder und Jugendliche des Landkreises
Waldeck-Frankenberg
Dipl.-Psych. Andrea Noon
Am Kniep 50, 34497 Korbach, Tel.: 0 56 31/95 44 91

Schrei-Baby-Ambulanz
Abt. Neuropädiatrie und Sozialpädiatrie
Sozialpädiatrisches Zentrum, Universitätsklinikum Gießen
Feulgenstr. 12, 35385 Gießen
Tel.: 06 41/99-4 34 81

Mütterbüro Niedersachsen
Erikastr. 11, 38259 Salzgitter
Tel.: 0 53 41/39 21 21

Postleitzahlengebiet: 4
Von 0 bis 3
Sprechstunde für Säuglinge und Kleinkinder (Schrei-, Fütter-, Schlaf- und Verhaltensprobleme)
M. Sarges-Karl (Dipl.-Psychologin, Psychologische Psychotherapeutin)
Kinderneurologisches Zentrum
Gräulingerstr. 120, 40625 Düsseldorf
Tel.: 02 11/28 00-35 55
E-Mail: sarges-karl@kliniken-duesseldorf.de

Schreibabyambulanz Viersen
Nikolaus Kinderklinik AKH Viersen GmbH
Hoserkirchweg 63, 41747 Viersen
Tel.: 0 21 62/1 04-24 13, Fax: 0 21 62/1 04-23 88
E-Mail: aring@akh-viersen.de

Mütterbüro Nordrhein-Westfalen
Dr. Eva Sowa, Anne Gockel-Werner
Hospitalstr. 6, 44149 Dortmund
Tel.: 02 31/16 21 32, Fax: 02 31/16 07 34
E-Mail: Muetterbuero.NRW@t-online.de

Essener Baby- und Kleinkindsprechstunde für Eltern mit Kindern von 0–3 Jahren
Ambulanz der Klinik für Psychiatrie und Psychotherapie des Kindes- und Jugendalters der Rheinischen Kliniken Essen – Kliniken/Institut der Universität Duisburg-Essen
Virchowstr. 174, 45147 Essen
Tel.: 02 01/72 27-4 50, Fax: 02 01/72 27-3 06
Internet: www.uni-essen.de/kjp/html/kleinkindsprechstunde.html

Familientagesklinik und Poliklinik für Säuglinge, Klein- und Vorschulkinder von 0 bis 7 Jahren
Klinik für Psychiatrie und Psychotherapie des Kindes- und Jugendalters des Universitätsklinikums Münster
Schmeddingstr. 50, 48149 Münster
Tel.: 02 51/8 35 67 01, Fax: 02 51/8 35 22 75
Internet: http://kinderpsychiatrie.klinikum.uni-muenster.de

Sozialpädiatrisches Zentrum (SPZ) der Klinik für Kinder- und Jugendmedizin am Marien-Hospital Wesel
Leitung: Dr. Ullrich Raupp
Pastor Janßen Str. 8–38, 46483 Wesel
Tel.: 02 81/1 04 16 70, Fax: 02 81/1 04 16 78
E-Mail: ullrich.raupp@marien-hospital-wesel.de

Babysprechstunde der Universität Osnabrück
Jörn Borke
Artilleriestr. 34, 49076 Osnabrück
Tel.: 05 41/9 69-35 59
E-Mail: babysprechstunde@uos.de
Internet: www.babysprechstunde.uos.de

Postleitzahlengebiet: 5
Sprechstunde für Schreibabys
Kinderkrankenhaus der Stadt Köln
Dr. Irmgard Schmidt, Dr. Robert Winkler
Amsterdamer Str. 59, 50735 Köln
Tel.: 02 21/7 77 41

Ambulanz für Säuglinge und Kleinkinder
Klinik für Psychiatrie und Psychotherapie des Kindes- und Jugendalters
der Universität Köln
Robert-Koch-Str. 10, 50931 Köln, Tel.: 02 21/4 78-53 37

Zentrum für Frühbehandlung und Frühförderung gemein. GmbH
Maarweg 130, 50825 Köln
Tel.: 02 21/95 42 50 42, Fax: 02 21/95 42 50 55
E-Mail: aerzte@fruehbehandlung.de, Internet: www.fruehbehandlung.de

Schreibaby-, Schlaf- und Essberatung nach dem Modell der »Münchener Sprechstunde für Schreibabys«
Petra Weidemann-Böker (Dipl.-Sozialpädagogin)
Hoppla – Beratungsstelle
An der Junkersmühle 3–5, 52064 Aachen
Tel.: 02 41/2 16 15
E-Mail: petra.weidemann@infobaby.de, Internet: www.infobaby.de

Elternschule Katharinen-Hospital
Beratungsstelle für Eltern und Säuglinge mit Schrei-, Schlaf-, Fütter-, Ess- und Gedeihstörungen
Ansprechpartnerin: Christiane Kötter-Lietz
Obere Husemannstr. 2, 59423 Unna
Tel.: 0 23 03/1 00 28 48, Fax: 0 23 03/1 00 28 40
E-Mail: eschule@katharinen-hospital.de

Postleitzahlengebiet: 6
Praxis für Analytische Kinder- und Jugendlichenpsychotherapie
Dr. Éva Hédervári-Heller
Homburger Str. 18, 60486 Frankfurt/M. Tel./Fax: 0 69/70 79 56 44
E-Mail: e.hedervari-ffm@t-online.de

Elternberatung Oberursel, Beratungsstelle für Mütter und Väter von Säuglingen und Kleinkindern
Inken Seifert-Karb (Analytische Paar- und Familientherapeutin)
Marianne Schüller (Hebamme)
Hospitalstr. 9, 61440 Oberursel
Tel.: 0 61 71/58 53 58, Fax: 0 61 71/58 53 59

Sprechstunde für Eltern mit Säuglingen und Kleinkindern 0–3
Dr. Angelika Gregor
An der Ameisenhalde 3, 67098 Bad Dürkheim
Tel.: 0 63 22/62 06 92, E-Mail: gregorangelika@web.de

Zentrum für Soziale Psychiatrie, Stationäre Mutter-Kind-Behandlung
PD Dr. med. H.-P. Hartmann (Dipl.-Psychologe), Bettina Cranz (Dipl.-Psychologin), Birgit Pechmann (Dipl.-Psychologin)
Ludwigstr. 54, 64646 Heppenheim
Tel.: 0 62 52/1 62 19 oder 0 62 52/1 62 85, Fax: 0 62 52/1 64 40
E-Mail: dr.hartmann@zsp-bergstrasse.de

Sprechstunde für Regulationsstörungen in der frühen Kindheit
Kinderzentrum – Sozialpädiatrisches Zentrum
Karl-Lochner-Str. 8, 67071 Ludwigshafen
Tel.: 06 21/67 00 51 28 oder 06 21/67 00 51 29

Sprechstunde für Eltern mit Säuglingen und Kleinkindern
Universitätsklinikum Heidelberg
Psychosomatische Kooperationsforschung und Familientherapie
Prof. Dr. med. M. Cierpka, Dr. med. Consolata Thiel-Bonney
Bergheimer Str. 54, 69115 Heidelberg
Tel. Sekretariat: 0 62 21/56-47 01, Fax: 0 62 21/56-47 02
E-Mail: manfred.cierpka@med.uni-heidelberg.de,
consolata.thiel-bonney@med.uni-heidelberg.de
Internet: www.med.uni-heidelberg.de/psycho/pfam/ambulanz.htm

Postleitzahlengebiet: 7
Psychotherapeutische Babyambulanz Stuttgart
Hohenzollernstr. 26, 70178 Stuttgart
Tel.: 07 11/6 48 52 23

Analytische Kinder- und Jugendlichenpsychotherapeutin
Barbara Hirschmüller
Happoldstr. 25, 70469 Stuttgart, E-Mail: bhirschmueller@t-online.de

Baby-Sprechzeit am Sozialpädiatrischen Zentrum im Olgahospital
Bismarckstr. 8, 70176 Stuttgart
Tel.: 07 11/9 92-27 60
E-Mail: a.oberle@olgahospital.de

Beratungsstelle »Frühe Hilfen« in der Psychologischen Beratungsstelle der Stadt Karlsruhe
Frauke Ostmann (Dipl.-Psychologin)
Otto-Sachs-Str. 6, 76133 Karlsruhe
Tel.: 07 21/1 33-53 62, Fax: 07 21/1 33-54 49
E-Mail: Frauke.Ostmann@sjb.karlsruhe.de,
Internet: www.karlsruhe.de/fb4/einrichtungen/fruehehilfen.de

Postleitzahlengebiet: 8
Münchner Sprechstunde für Schreibabys
Kinderzentrum München
Heiglhofstr. 63, 81377 München
Tel.: 0 89/7 10 09-3 30, Fax: 0 89/7 10 09-3 69

Klinikum der Universität München
Kinderklinik und Poliklinik
im Dr. von Haunerschen Kinderspital – Innenstadt
Pädiatrische Psychosomatik und Psychotherapie
Dr. Karl-Heinz Brisch
Pettenkoferstr. 8a, 80336 München
Tel.: 0 89/51 60 37 09, Fax: 0 89/51 60 47 30
E-Mail: Karl-Heinz.Brisch@med.uni-muenchen.de
Tel. Sekretariat: 0 89/51 60 39 54
E-Mail: Roswitha.Schmid@med.uni-muenchen.de

Behandlungseinheit Psychosomatische Medizin und Psychotherapie in der Kinder- und Jugendheilkunde
OA Dr. N. von Hofacker
Städt. Krankenhaus Harlaching
Sanatoriumsplatz 2, 81545 München, Tel.: 0 89/62 10 31 06
E-Mail: N.v.Hofacker@khmh.de
Nur stationäre Behandlungsmöglichkeit.

Frühförderung Freising der Lebenshilfe Freising e. V.
Leiterin: Hildegard Waldinger
Untere Domberggasse 2, 85354 Freising
Tel.: 0 81 61/38 24, Fax: 0 81 61/14 73 42
E-Mail: ff-freising@lebenshilfe-fs.de

Postleitzahlengebiet: 9
Jugend- und familientherapeutische Beratungsstelle »Tausend und keine Nacht«, Beratungsangebot für Eltern mit Säuglingen und Kleinkindern (0–3 Jahre)
Dipl.-Psych. Susanne Knopp-Völker, Dipl.-Psych. Martina Kindsmüller, Ergotherapeutin Cäcilia Frankenberger
Ostengasse 35, 93047 Regensburg
Tel.: 09 41/5 07-27 62

Spezialambulanz für Säuglinge und Kleinkinder mit Schlaf-, Schrei- und Essstörungen
Frühdiagnosezentrum, Luitpoldkrankenhaus, Haus C5
Leiter: Prof. Dr. H. M. Straßburg
Josef-Schneider-Str. 2, 97080 Würzburg
Tel:. 09 31/20 12 77 09 oder 09 31/28 08 24, Fax: 09 31/20 12 78 58
Internet: www.fruehdiagnosezentrum.de

Adressen in Österreich
Säuglingspsychosomatik mit Schreiambulanz
Wilhelminenspital – Kinderklinik Glanzing
Dr. Josephine Schwarz-Gerö, Dr. Christine Sonn-Rankl
Pavillon 5, Montleartstr. 37, 1160 Wien
Tel.: 01/4 91 50-2912, Fax: 01/4 91 50-2989
Tel. Terminvereinbarung: Mo.–Fr. 9.00–13.00 Uhr

Zentrum f. Entwicklungsförderung, ZEF
1220 Wien, Langobardenstr. 189
Dr. Daniela Eulert-Fuchs
Tel. 01/2 80 20 50
www.wiso.or.at

Institut für Entwicklungsdiagnostik
Dr. Vodopiutz, Märzstr. 122, 1150 Wien, Tel.: 01/9 85 45 91

Institut für Erziehungshilfe
Patrizigasse 2, 1210 Wien
Tel.: 01/2 71/62 55 o. 62 56, Mo.–Fr. 9.00–17.00 Uhr
E-Mail: erziehungshilfe.institut@chello.at

SMZ-Süd, Kaiser-Franz-Josef-Spital mit Gottfried von Preyer'schem Kinderspital
Babycare-Ambulanz, Dr. Katharina Kruppe
Tel. 01/6 01 91-2680, Mo–Fr 8.00–14.00 Uhr

Schreiambulanz Krankenhaus Mödling
Sr. Edith Huebmer (Psychotherapeutin)
Restitutagasse 12, 2340 Mödling, Tel.: 0 22 36/2 04-4 29

Ambulanz für Gedeih-, Schlaf- und Schreistörungen
Dr. Christa Wienerroither
Landesklinik für Kinder- und Jugendheilkunde Salzburg
Müllner Hauptstr. 48, 5020 Salzburg, Tel.: 06 62/44 82-26 40
E-Mail: c.wienerroither@lks.at

Universitätsklinik Salzburg
Dr. med. Leonhard Thun-Hohenstein
Ignaz-Harrer-Str. 79, A-5020 Salzburg, Tel. 06 22/44 83-4511

Universitätsklinik für Kinder- und Jugendheilkunde
Melanie Madlung
Anichstr. 35, 6020 Innsbruck
Tel.: 05 12/5 04 83 64

Pädiatrische Psychosomatik und Psychotherapie
Klinische Abteilung für Allgem. Pädiatrie
Universitätsklinik für Kinder- und Jugendheilkunde Graz
Auenbruggerplatz 30, 8036 Graz
Tel. Sekretariat: 03 16/3 85-37 56
E-Mail: marguerite.dunitz@klinikum-graz.at
oder peter.scheer@klinikum-graz.at

LKH Klagenfurt
Abt. für Kinder- und Jugendneuropsychiatrie
Augustine Gasser
St. Veiter Str. 47, 9020 Klagenfurt, Tel.: 04 63/5 38-25 16
E-Mail: kijneuropsych@lkh-klu.at

Institut für Familienberatung und Psychotherapie des Kärntner Caritasverbandes
Christine Kügerl
Karlgasse 3, 9500 Villach, Tel.: 0 42 42/2 13 52
E-Mail: ifp-villach@caritas-kaernten.at

Adressen in der Schweiz
Kinder- und Jugendpsychiatrische Universitätsklinik und -poliklinik
Schaffhauserrheinweg 55, 4058 Basel, Tel.: 0 61/6 85 21 21
Kinder- und Jugendpsychiatrischer Dienst
Dr. med. M. Fry, Masanserstr. 14, 7000 Chur
Tel.: 0 81/2 52 90 23

Jugend- und Familienberatung, Kontaktstelle für Kleinkindfragen
Hochstr. 12, 8330 Pfäffikon, Tel.: 01/9 50 31 17, Fax: 01/9 50 11 31
Kinder- und Jugendpsychiaterin
Dr. med. Fernanda Pedrina, Limmatstr. 65, 8005 Zürich
Tel.: 044/2 71 12 70, Fax: 044/2 71 12 72

Marie Meierhofer-Institut
für das Kind (MMI)
Schulhausstrasse 64
CH-8002 Zürich, Tel. 044/2 05 52 20, Fax 044/2 05 52 22

Stiftung Mütterhilfe
Badenerstr. 18, 8004 Zürich
Tel.: 0 44/2 41 63 43, Fax: 0 44/2 91 05 12
E-Mail: beratung@muetterhilfe.ch
Internet: www.muetterhilfe.ch

Schweizerischer Verein der Mütterberatungsschwestern
Seehofstr. 15, 8024 Zürich, Tel.: 044/2 51 72 44, Fax: 044/2 52 28 24

Abt. Wachstum und Entwicklung, Kinderspital Zürich
Prof. Dr. med. Remo Largo
Steinwiesstr. 75, 8032 Zürich, Tel.: 044/2 66 71 11, Fax: 044/2 66 71 71

Kleinkindberatung
Sozialzentrum Dorflinde
Schwamendingerstr. 41, 8050 Zürich, Tel.: 0 44/3 18 82 70
E-Mail: szd.kleinkindberatung@zuerich.ch
Internet: www.stadt-zuerich.ch/kleinkindberatung

MOBILE
Beratungsstelle von Eltern und Erziehenden von Kleinkindern
Rosenbergstr. 82, 9000 St. Gallen, Tel.: 0 71/2 27 11 75, Fax: 0 71/2 27 11 76
E-Mail: d.paciMOBILE@ovk.ch

Literatur

Ainsworth M.: *Patterns of Attachment. A psychological study of the Strange Situation*, Hillsdale, Erlbaum (1978)
Badinter E.: *Die Mutterliebe*, Piper, München (1996)
Barrera/Maurer D.: *The perception of facial expressions by three-month-Old*, Child Development 52 (1981)
Bell S. / Ainsworth M.: *Infant crying and maternal responsiveness*, Child Development 43 (1972)
Bower T.: *Die Wahrnehmungswelt des Kindes*, Klett-Cotta (1978)
Bowlby J.: *Über das Wesen der Mutter-Kind-Bindung*, Psyche 13 (1959)
Bowlby J.: *Das Glück und die Trauer*, Stuttgart, Klett-Cotta (2001)
Brazelton T. / Cramer B.: *Die frühe Bindung*, Stuttgart, Klett-Cotta (1991)
Brisch K. H.: *Bindungsstörungen*, Klett-Cotta (1999)
Ciompi L.: *Die emotionalen Grundlagen des Denkens*, Göttingen, Vandenhoeck& Ruprecht (1997)
Dornes M.: *Der Kompetente Säugling*, Frankfurt, Fischer (1993)
Dornes M.: *Die frühe Kindheit*, Frankfurt, Fischer (1997)
Dornes M.: *Die emotionale Welt des Kindes*, Frankfurt, Fischer (2000)
Dunitz-Scheer M. / Scheer P.: *Üsg v.National Center for Infants, Toddlers and Families, Washington DC: ZTT: Zero to Three, Diagnostische Klassifikation: 0-3,Wien, Springer (1999)*
Engel-Hoek L.: *Fütterstörungen*, Idstein, Schulz-Kirchner (2008)
Fantz R.: *Der Ursprung der Formwahrnehmung*, In: Entwicklungspsychologie, Bd. 1, 1972
Fonagy P.: *Bindungstheorie und Psychoanalyse*, Stuttgart, Klett-Cotta (2003)
Grossmann K. / Grossmann K.: *Bindung und menschliche Entwicklung*, Stuttgart Klett-Cotta (2003)
Grossmann K. / Grossmann K.: *Väter und ihre Kinder – Die »andere« Bindung*, in: Die Bedeutung des Vaters in der frühen Kindheit, Psychosozial Verlag (2002)
Harlow H.: *The Nature of Love*. American Psychologist, 13, S. 573–685 (1958)
Holmes J.: *John Bowlby und die Bindungstheorie*, München, Reinhardt (2002)
Jaffe J. & al.: *Rhythms of dialogue in infancy: Coordinated timing in development*, Child Dev. 66 (2001)
Kindler H. / Grossmann K.: *Vater-Kind-Bindung und die Rolle der Väter in den ersten Lebensjahren ihrer Kinder*, Reinhardt Verlag (2004)
Klaus M. / Kennel J.: *Mutter-Kind-Bindung*, dtv (1987)
Lichtenberg J. D.: *Psychoanalyse und Säuglingsforschung*, Springer (1991)
Largo R.: *Babyjahre*, München, Piper (1996)
Lipsitt, L. P.: *The study of sensory and learning processes of the newborn*, Clinical Perinatology 4 (1977)
Mac Farlane J.: *Olfaction in the development of social preferences in the human Neonate*, In Hofer: Parent Infant Interaction, Elsevier (1975)

Mahler M. / Pine F. / Bergman A.: *Die psychische Geburt des Menschen*, Fischer (1982)
Main M.: *Bindung im Erwachsenenalter, Handbuch für Forschung und Praxis*, Bern, Huber (2001)
Marshall K. / Kennel: *Mutter-Kind-Bindung, München*, dtv (1987)
Meltzoff A. / Moore M.: *Imitation of facial and manual gestures by human neonates*, Science 198/75–78 (1977)
Meltzoff A. / Borton R. W.: *Nature*, Vol. 282, No 5737, pp 403–404 (1979)
Papousek H. / Papousek M.: *Intuitive parenting, Handbook of infant development*, Wiley, New York (1987)
Papousek M.: *Vom ersten Schrei zum ersten Wort*, Hans Huber, Bern (1994)
Papousek M. et al.: *Regulationsstörungen der frühen Kindheit*, Hans Huber, Bern (2004)
Piaget J.: (1954) *Intelligenz und Affektivität in der Entwicklung des Kindes*, Suhrkamp (1995)
Rankl Ch.: *Der interaktionelle Ansatz in der Säuglingsdiagnostik am Beispiel der Fütterungs- und nicht organischen Gedeihstörung*, Diss. Univ. Wien (1996)
Rankl Ch.: *So beruhige ich mein Baby*, Ostfildern, Patmos (2010)
Salcher A.: *Der talentierte Schüler und seine Feinde*, ecowin, Salzburg (2008)
Sameroff A. J. / Emde R. N.: *Relationship disturbances in early childhood*, New York, Basic Books (1989)
Schwarz-Gerö J.: – *Postpartale Depression, von der Forschung zur Praxis*, S. 127–139 B.Wimmer.-Puchinger, Springer (2006)
Schwarz-Gerö J.: *Kinderpsychosomatik*, S. 100–108, H. Zimprich, 1995 Thieme
Schwarz-Gerö J.: *Psychosomatik in der Pädiatrie, Psychologie in der Medizin*, 6.Jg. Nr. 1
Snow C.: *Mother's speech to children learning language*, Child Development 43 (1972)
Stern D.: *Die Lebenserfahrung des Säuglings*, Stuttgart, Klett-Cotta (1992)
Stern D.: *Mutter und Kind: Die erste Beziehung*, Klett-Cotta (1994)
Stone, J. / Smith H. / Murphy L.: *The Competent Infant*, N. Y. Basic Books (1973)
Thiel Th.: *Film und Videotechnik in der Psychologie, Handbuch der Kleinkindforschung*, Heidi Keller, Verlag Hans Huber (1997)
Thomas A. & Chess St.: *Temperament and Development*, New York, Brunner/Mazel (1977)
Tronick E. et al.: *The infant's response to entrapment between Contradictory messages in face-to-face interaction*, Journal of AA of Child psychiatry 17 (1978)
Tronick E.: *Dyadically expanded states of consciousness and the process of therapeutic change*, Infant mental Health 19 (1998)
Tronick E. / Cohn J.: *Infant-mother face-to-face interactions: Age and genderdifferences in coordination and the occurrence of miscoordination* Child Dev. 85–92 (1989)
Tyson P. / Tyson R.: *Lehrbuch der psychoanalytischen Entwicklungspsychologie*, Stuttgart, Kohlhammer (2001)
Winnicott D. W.: *Vom Spiel zur Kreativität*, Stuttgart, Klett-Cotta (1997)
Winnicott D. W.: *Von der Kinderheilkunde zur Psychoanalyse*, Fischer (1983)
Zimprich H.: *Kinderpsychosomatik*, Thieme (1995)